イラストでわかる

患者さんのための
呼吸リハビリ
入門

編著 ┃ 上月　正博　東北大学大学院医学系研究科内部障害学分野教授
　　　　　　　　　　東北大学病院リハビリテーション部長

著 ┃ 海老原　覚　東邦大学医学研究科リハビリテーション医学講座教授
　　　 後藤　葉子　札幌医科大学保健医療学部作業療法学科准教授

中外医学社

執筆者

編著

上月正博
東北大学大学院医学系研究科内部障害学分野教授
東北大学病院リハビリテーション部長

著

海老原　覚
東邦大学医学研究科リハビリテーション医学講座教授

●

後藤葉子
札幌医科大学保健医療学部作業療法学科准教授

序

▼
▼

　リハビリテーション（リハビリ）といえば，外科術後や脳卒中で行う歩行訓練や機能訓練のように，自宅への退院や職業復帰ができればその目的を達成したとお考えになっていることと思います．

　しかし，呼吸リハビリの目的はそれだけではありません．自宅への退院や職業復帰だけでなく，医学的評価，運動，教育およびカウンセリングを通して増悪や再発を予防し，寿命を延ばすことも重要な目的です．そのために，呼吸リハビリでは患者さんに運動療法や生活改善などのためのきちんとした教育を行う必要があります．しかし，呼吸器病や呼吸リハビリに関する書物というと，難解な分厚い専門書あるいは数頁だけのパンフレットばかりで，患者さん向けの簡明でかつ必要十分な要点がまとまったものは見当たりません．本書はこのような背景のもとに作られました．本書のベースは東北大学病院内部障害リハビリ科で行われている患者さんやご家族向けの呼吸リハビリ講義です．

　本書の特徴として呼吸リハビリの基本から最新知識までを 9 つの章に分け，どこからでも読めるようにしました．内容に関しては呼吸リハビリの専門家が責任を持って吟味するとともに，図を多用し，説明文は少なめとし，患者さんでも一目で見てわかる読み物にしました．本書をもとに容易に質の高い患者教育を行うことが可能になり，医療関係者の患者教育への負担を減らすことが可能です．

　患者さんの病態や症状はさまざまであり，本書に書かれたすべてを行うのではなく，個々に合わせた呼吸リハビリを行うことが必要です．その点で患者さんが独習する場合は，主治医に相談の上実施してください．

　呼吸リハビリのやり方を知っているのと知らないのでは，呼吸器病とのつき合いやすさが天と地ほどにも違ってきます．本書を読んで実践することで，患者さんはきっと大きく変わっていくのを実感するはずです．

　書籍化にあたり執筆者各位に感謝するとともに，企画・編集で何かと手を煩わせた中外医学社の岩松宏典氏にも感謝いたします．本書が正しい呼吸リハビリの普及に役立つ座右の書となれば著者としてこれに勝る喜びはありません．

2020 年 12 月

著者を代表して　上月正博

目次

4 呼吸リハビリについて

5 運動療法について

1

呼吸器の構造と
呼吸の仕組み
について

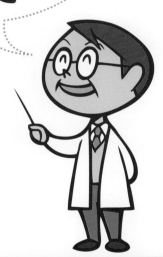

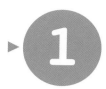

呼吸器の構造と機能（1）

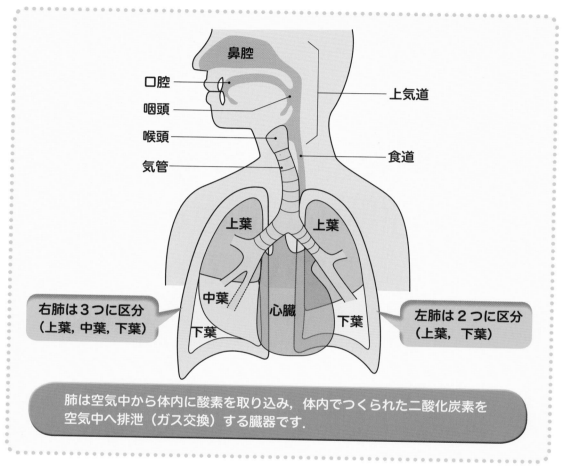

鼻腔

口腔

咽頭

喉頭

気管

上気道

食道

上葉

上葉

中葉

心臓

下葉

下葉

右肺は3つに区分
（上葉，中葉，下葉）

左肺は2つに区分
（上葉，下葉）

肺は空気中から体内に酸素を取り込み，体内でつくられた二酸化炭素を
空気中へ排泄（ガス交換）する臓器です．

● 呼吸器は呼吸に関連する器官であり，上気道（鼻，咽頭，喉頭），下気道（気管，気管支），
肺，から成ります．

● 肺は左肺と右肺に分かれており，右肺は3つ（上葉，中葉，下葉），左肺は2つの肺葉
（上葉と下葉）に分かれています．

● 左右の肺には気管から分かれた左右の気管支が空気を運んでいます．

JCOPY 498-06732

呼吸器の構造と機能（2）

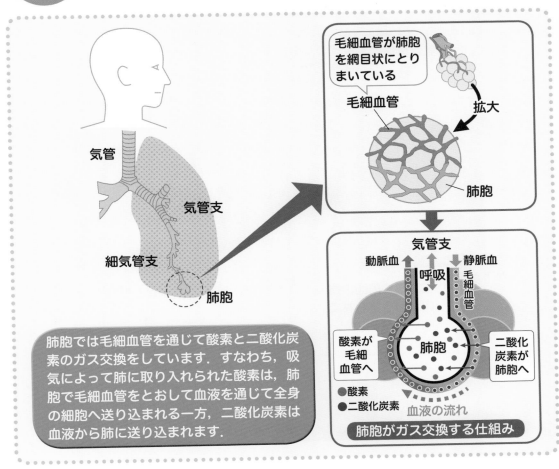

毛細血管が肺胞を網目状にとりまいている

毛細血管

拡大

肺胞

肺胞がガス交換する仕組み

気管支

動脈血　呼吸　静脈血

毛細血管

酸素が毛細血管へ

二酸化炭素が肺胞へ

肺胞

● 酸素
● 二酸化炭素

血液の流れ

肺胞では毛細血管を通じて酸素と二酸化炭素のガス交換をしています．すなわち，吸気によって肺に取り入れられた酸素は，肺胞で毛細血管をとおして血液を通じて全身の細胞へ送り込まれる一方，二酸化炭素は血液から肺に送り込まれます．

気管

気管支

細気管支

肺胞

● 気管は約 10cm の細い管で，その後左右の気管支につながります．気管支は枝分かれして，だんだん細くなり（細気管支），最後は肺胞とよばれる多数の袋につながります．

● 肺胞は，直径約 0.1mm，壁の厚さは約 1 μm（0.001mm）のシャボン玉の膜のようなもので，左右の肺で約 3 億個あります．

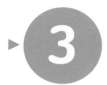

③ 呼吸の仕組み

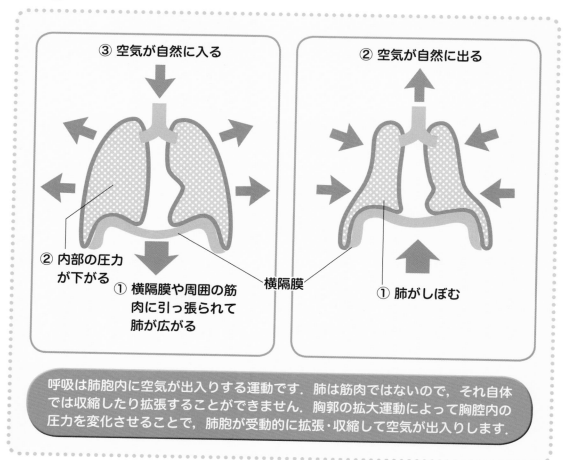

③ 空気が自然に入る

② 内部の圧力が下がる

① 横隔膜や周囲の筋肉に引っ張られて肺が広がる

横隔膜

② 空気が自然に出る

① 肺がしぼむ

> 呼吸は肺胞内に空気が出入りする運動です．肺は筋肉ではないので，それ自体では収縮したり拡張することができません．胸郭の拡大運動によって胸腔内の圧力を変化させることで，肺胞が受動的に拡張・収縮して空気が出入りします．

- 呼吸は，肺を取り囲む骨と筋肉によって造られた「胸郭」の動きによっておこります．

- 吸気時には胸郭（肺）が広がって空気を吸い込み，呼気時には胸郭（肺）が収縮して空気を吐き出します．

- 通常，呼吸は無意識のうちに行われますが，脳の呼吸中枢によって調節されています．

JCOPY 498-06732

1 ● 呼吸器の構造と呼吸の仕組みについて

呼吸に必要な筋肉

呼吸は肺を取り囲む骨と筋肉によって造られた「胸郭」の動きによっておこります．呼吸をするときに胸郭の拡大・収縮を行う筋肉を呼吸筋といいます．呼吸筋の作用によって，肺は外から動かされ呼吸しているのです．

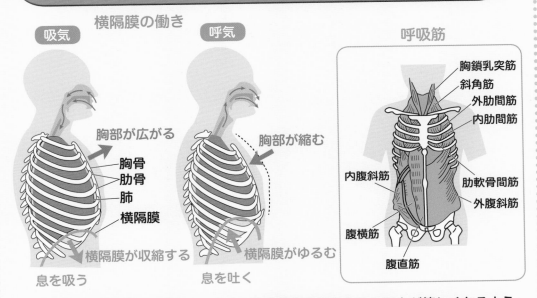

吸気：横隔膜が収縮し下に下がる．胸腔内圧が下がるため，圧力が等しくなるように，空気が肺の中へ流れこむ．
呼気：横隔膜がゆるんで上に戻ると，肺と胸壁の弾性で空気が肺から押し出される．

● 吸気では，安静時には横隔膜だけが収縮し下降します．運動時などは横隔膜に加えて外肋間筋，胸鎖乳突筋，斜角筋が働いて肺尖部を引き上げます．

● 呼気では，安静時には筋肉はほとんど働かずに受動的におこります．横隔膜が緩んで上昇します．一方，運動時などには，内肋間筋，内・外腹斜筋，腹直筋が働きます．

2
呼吸器病の検査
について

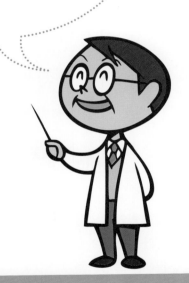

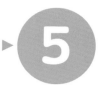

5 呼吸機能検査
（スパイロメトリー）

スパイロメータを用いて口もとにおける気量の出入りを計測することにより，各種肺気量を求める，呼吸機能検査の中で最も基本となる検査です．

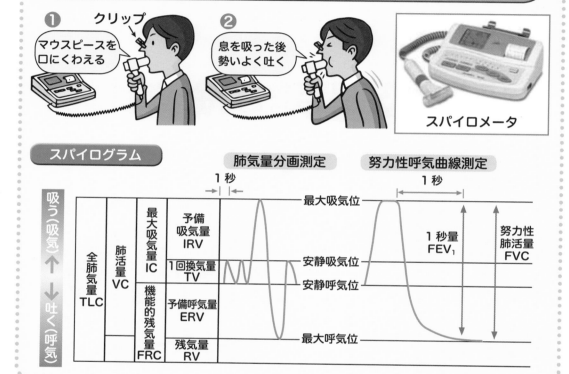

❶ マウスピースを口にくわえる　クリップ

❷ 息を吸った後勢いよく吐く

スパイロメータ

スパイログラム

肺気量分画測定　　努力性呼気曲線測定

1秒　　　　　　1秒

吸う（吸気）↑　↓吐く（呼気）

全肺気量 TLC	肺活量 VC	最大吸気量 IC	予備吸気量 IRV
			1回換気量 TV
		機能的残気量 FRC	予備呼気量 ERV
			残気量 RV

最大吸気位
安静吸気位
安静呼気位
最大呼気位

1秒量 FEV$_1$
努力性肺活量 FVC

● 呼吸機能検査とは，肺にどれだけ多くの息を吸い込むことができ，どれだけ息を大量にすばやく吐き出せるかなどについて調べる検査で，スパイロメータという器具を用いて検査を行い，得られたグラフをスパイログラムといいます．

● スパイログラムから，肺活量（VC），1回換気量（TV），1秒量（FEV$_1$），1秒率（FEV$_1$%），％1秒量（％FEV$_1$），などを知ることができ，呼吸器病の診断や重症度の判定に役立ちます．

肺活量: 息を最大限吸い込んだ後に肺から吐き出せる空気量
1回換気量: 1回の呼吸（呼気と吸気）で肺に出入りする空気の量
1秒量: 息を努力して吐き出したときに呼出される空気量のうち最初の1秒間に吐き出された量
1秒率: 最初の1秒間に吐き出された量（1秒量）の割合

JCOPY 498-06732

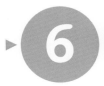 # 肺年齢やCOPDの診断は？

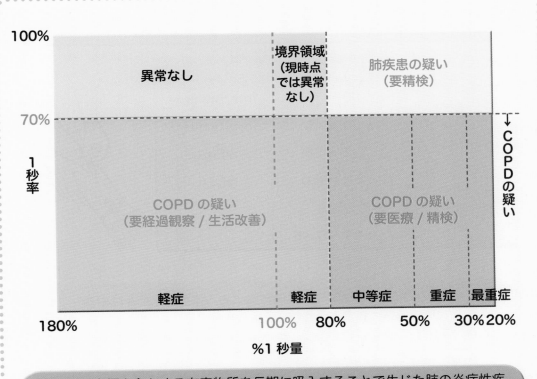

COPD：喫煙を主とする有害物質を長期に吸入することで生じた肺の炎症性疾患であり，喫煙習慣を背景に中高年に発症することが多い病気です．

独立行政法人環境再生保全機構　https://www.erca.go.jp/yobou/zensoku/copd/about/04.html

- COPDを診断するための基準が1秒率（$FEV_1\%$）です．1秒率が70%未満であればCOPDの可能性が高いと考えられます．同じように1秒率が70%未満になりやすい喘息，肺結核，うっ血性心疾患など他の病気を除外するために，肺CTなど精密検査が必要になります．

- 重症度の判定には%1秒量（% FEV_1）を用います．

- 肺の健康状態を知るめやすとして，肺年齢があります．1秒量が年齢標準値に比べてどの程度であるか年齢で示すものです．呼吸機能は20歳代をピークに加齢とともに減少しますが，肺年齢を知ることで，呼吸器疾患の早期発見や予防に役立てます．

- COPDの疑いがある場合は，気道が狭くなり息が吐きだせないため実年齢以上の肺年齢になります．

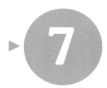

7 血液ガス分析

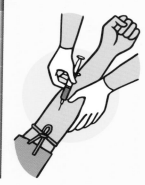

	正常範囲	単位
PaO_2	80〜100	Torr（mmHg）
$PaCO_2$	35〜45	Torr（mmHg）
HCO_3^-	22〜26	mEq/L
BE	−2.0〜2.0	mEq/L
SaO_2	95 以上	%
pH	7.35〜7.45	

血液ガスの所見の正常値

PaO_2 ：動脈血酸素分圧のことで，肺における血液酸素化能力の指標．　低下は呼吸器系の異常すなわち呼吸不全を示す．

$PaCO_2$：動脈血二酸化炭素分圧のことで，動脈血中の二酸化炭素の分圧を示す．

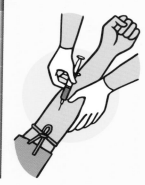

● 生命維持に必要なエネルギーは酸素を用いたエネルギー代謝によって得られています．

● 酸素不足になると
① 息切れのため運動不足や栄養不良となり，呼吸筋や手足の筋肉がやせるため，呼吸がうまくできなくなります．
② 心臓にも負担がかかります（心不全，肺性心）．
③ 記憶力が低下し，認知症が進行します．

● 呼吸の状態を詳しく調べるため，動脈の血液をとって，酸素や二酸化炭素などの量を測定します（血液ガス分析）．

● 血液ガスの所見の正常値を上の表にまとめました．血液ガスでは，酸素の状況に加えて，換気の状態や腎臓機能も含めた体内の酸塩基のバランスもわかります．

● 動脈中の酸素量は，パルスオキシメータを用いた酸素飽和度（酸素濃度）でも推定することができます（次頁）．

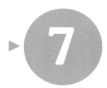
2●呼吸器病の検査について

JCOPY 498-06732

8 酸素飽和度測定

SpO$_2$ と PaO$_2$ の関係と臨床的意義

SpO$_2$（%）	PaO$_2$（Torr）	臨床的意義
98	90	正常値
95	70	正常下限
90	60	呼吸不全の基準値
88	55	在宅酸素療法（HOT）の開始基準
75	40	静脈血
50 以下	25 以下	組織傷害（死亡）

PaO$_2$（動脈血酸素分圧）：動脈血中の酸素分圧を表した値です．動脈血中にあるいくつかのガスのうち，1気圧（760 Torr）下での酸素の分圧．

● 動脈中の酸素量は，パルスオキシメータという器械を用いた経皮的酸素飽和度（酸素濃度：SpO$_2$）でも推定することができます．

● 体動時でも常に動脈血酸素分圧（PaO$_2$ 60 Torr）に相当する動脈血酸素飽和度（SpO$_2$）90% 以上になるように，測定・確認をする習慣をつけましょう．

● SpO$_2$ が 90%未満になる場合は，医師に相談して対策をたてる必要があります．対策としては，①呼吸の仕方や体の動かし方を工夫する，あるいは，②酸素療法を始めたり，運動中の酸素量を増やすなど工夫することで，低酸素状態になることを極力防止します．

● 呼吸器病患者さんでは，酸素飽和度が低下すると息切れも強くなるのが通常ですが，息切れにはかなり個人差があります．①息切れなどの症状がなくても SpO$_2$ が 90%未満になる場合，②息切れなどの症状があっても SpO$_2$ が 90% 以上になる場合，があります．いずれの場合も，対策を検討する必要があるので，医師に相談してください．

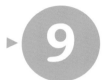 呼吸困難の評価

修正MRC息切れスケール

グレード分類	項目
0	激しい運動をしたときだけ息切れがある
1	平坦な道を早足で歩く，あるいは緩やかな坂を歩くときに息切れがある
2	息切れがあるので，同年代の人よりも平坦な道を歩くのが遅い，あるいは平坦な道を自分のペースで歩いているとき，息切れで立ち止まることがある
3	平坦な道を100m，あるいは数分歩くと息切れのために立ち止まる
4	息切れがひどく家から出られない，あるいは衣服の着替えをするときにも息切れがある

(MRC: Medical Research Council)

Fletcher-Hugh-Jones 分類

I度	同年齢の健常人とほとんど同様の労作ができ，歩行，階段昇降も健常人並みにできる
II度	同年齢の健常人とほとんど同様の労作はできるが，坂，階段の昇降は健常人並みにできない
III度	平地でさえ健常人並みに歩けないが，自分のペースでなら1マイル（1.6km）以上歩ける
IV度	休みながらでなければ，50ヤード（46m）も歩けない
V度	会話，着物の着脱にも息切れを感じる．息切れのために外出できない

● 呼吸器病では，病気の進行に従って，息切れや呼吸困難が強くなっていきます．

● 呼吸困難の程度を示す評価法には，修正MRC息切れスケールやフレッチャー・ヒュー・ジョーンズ（F-H-J）分類があります．世界的にはMRC息切れスケールがよく使われています．

● 呼吸困難が強いほど日常生活活動が制限され，生活の質（QOL）が低下し，寿命が短縮するので，呼吸困難の程度や変化をきちんと評価する必要があるのです．

JCOPY 498-06732

▶ ⑩ 画像検査

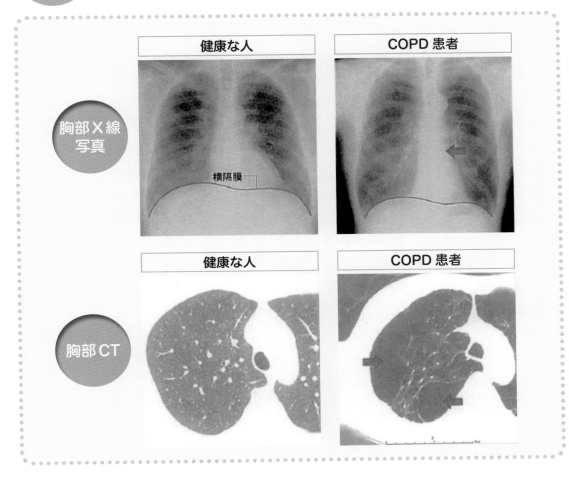

● 画像検査としては，胸部 X 線検査と胸部 CT 検査が重要です．

● 胸部 X 線写真：COPDでは，健康な人と比べて，肺が黒っぽくなり，上下方向に肺が引き伸ばされた状態が見られます．その結果，「心臓が細長く写る」（←）などの特徴がみられるようになります．これにより COPD が確認できます．

● 胸部 CT：高解像力を有するヘリカル CT（コンピュータ断層撮影）の画像で見ると，COPD の肺は，肺気腫が進んで肺組織が壊れたため，黒い部分（➡）が広がって見えます．

11 ボルグスケール
（自覚的運動強度）

原型スケール		
6		
7	非常に楽である	Very, very light
8		
9	かなり楽である	Very light
10		
11	楽である	Fairly light
12		
13	ややきつい	Somewhat hard
14		
15	きつい (強い)	Hard
16		
17	かなりきつい	Very hard
18		
19	非常にきつい	Very, very hard
20		

修正スケール		
0	何も感じない	Nothing at all
0.5	非常に弱い	Very, very weak
1	やや弱い	Very weak
2	弱い	Weak
3	中くらい	Moderate
4	ややきつい	Somewhat strong
5	きつい（強い）	Strong
6		
7	かなりきつい	Very strong
8		
9		
10	非常にきつい	Very, very strong
	最大	Maximal

● 人によって運動のきつさ・感じ方には違いがあります.

● ボルグスケールは,患者さん自身がどの程度呼吸困難を感じるかを数値化したものです. 数字が小さいほど楽に,大きいほどきつく感じるという解釈になります.

● 原型ボルグスケールは,心臓病などの場合に用いられ,心臓リハビリは通常11（楽である）〜13（ややきつい）の強度で行います.

● 一方,修正ボルグスケールは,呼吸器病などの場合に用いられます. 呼吸リハビリは3(中くらい) 〜 5（きつい）の強度で行います.

JCOPY 498-06732

12 運動負荷試験

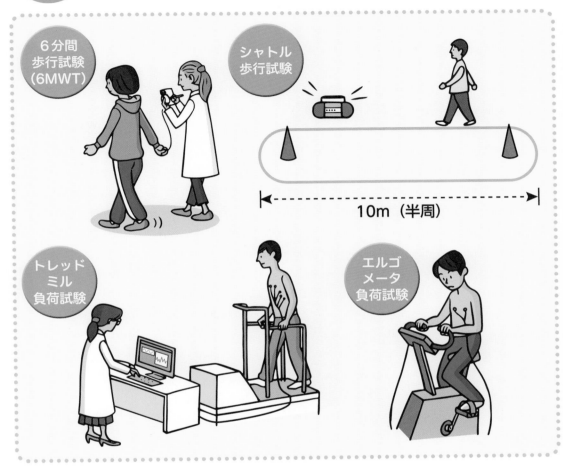

- 運動療法の開始に当たっては，どの程度の運動能力があるのか，運動能力の制限はどこから来ているのか，どんな運動強度にするか，どんな運動が安全か，などをあらかじめ評価する必要があります．

- また，運動療法の効果を判定するためにも，定期的な評価が必要です．

- 運動負荷試験は，以上のような目的で用いられる大切な検査です．運動負荷試験の目的と施設の設備状況によって，どの運動負荷試験を行うかが決められます．

- 6分間歩行試験（6MWT）は，患者さん自身が歩行速度を自由に調整しながら，6分間でできるだけ長い距離を歩行するテストです．6MWT から得られる6分間歩行距離は日常生活における運動機能障害の重症度を判定するだけでなく，死亡率とも関係します．

- 一方，シャトル歩行試験は，決められた速度で歩く試験であり，最大歩行距離あるいは運動時間を，運動能力の指標とします．他にトレッドミル負荷試験，エルゴメータ負荷試験などがあります．

3
呼吸器病と危険因子について

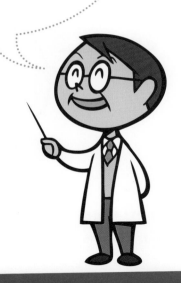

13 呼吸器病では どんな症状が出るの？

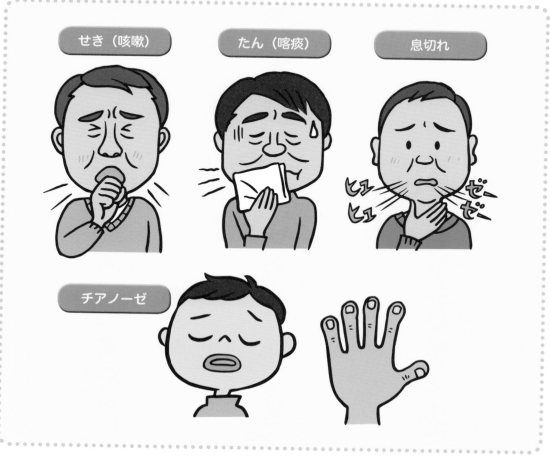

せき（咳嗽）　たん（喀痰）　息切れ

チアノーゼ

● **せき（咳嗽）**：気道内に異物が入るのを防ぎ，逆に気道内から異物を出すための反射です．呼吸器に刺激や炎症があるときにみられます．

● **たん（喀痰）**：気道から出る分泌物です．健康な人でも常に少しずつ出ています．気道や肺に強い刺激や炎症が長く続くと，たんが増えます．喫煙者はせきやたんが多いです．

● **息切れ**：呼吸するのが難しいという感じ，あるいは息をするのに苦痛を感じたり，不快な努力を要する状態です．「息苦しさ」や「呼吸困難」も同じ意味で使用されています．

● **チアノーゼ**：血液中の酸素が不足して，くちびるや指先などの皮膚や粘膜が青紫色に変化した状態です．血液中で酸素と結合していない還元ヘモグロビンが増えることで現れます．

⟨14⟩ とってもこわい呼吸器病

COPD

喘息

肺炎
（市中肺炎
医療・介護関連肺炎
院内肺炎）

間質性肺炎

肺がん

その他

- **COPD**：喫煙が原因の国民病（わが国成人の約 420 万人），喫煙者の 8 人に 1 人が発症．わが国の死亡者は年約 18,000 人．

- **喘息**：アレルギーなどが原因となって気道に慢性的な炎症が起こり，せきやたん，喘息発作などの症状が起こる病気．若年期より発症．わが国の死亡者は年約 1,500 人．

- **肺炎**：従来の市中肺炎，高齢者で予後が不良な医療・介護関連肺炎，医療行為に関連した耐性菌リスクの高い院内肺炎など．2016 年のわが国の肺炎患者の死亡者は年約 120,000 人でがん，心疾患に次いで 3 位．

- **間質性肺炎**：肺胞の周りの「間質」の中を流れる毛細血管周囲に炎症が起こり，壁が厚く硬くなって（線維化），血液中に酸素が取り込まれにくくなる病気．わが国の死亡者は年約 2,600 人．

- **肺がん**：呼吸器系のがんで，わが国の患者数約 169,000 人，死亡者数は年約 74,000 人．がんの死亡者数の中では男性で 1 位．

15 COPD（慢性閉塞性肺疾患）ってどんな病気？

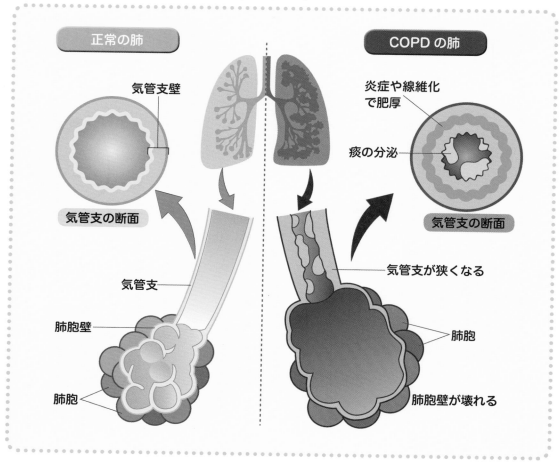

- 慢性閉塞性肺疾患（COPD）は，有害物質の吸入や大気汚染によっておこる肺の生活習慣病です． 70歳以上の6人に1人がCOPDです．

- 日本ではCOPDの原因の90％以上が喫煙によるものです．

- ニコチンなどの有害物質が長期にわたって肺を刺激すると，肺胞の壁が破壊されて弾力がなくなり（肺気腫），空気をうまく吐き出せなくなります．また，細い気管支は炎症をおこし（細気管支炎），咳や痰が多くなって，内腔が狭くなり，空気の流れが悪くなります．

- 肺機能検査で1秒率（$FEV_1\%$）が70％未満で，さらに他の疾患を除外できる場合にCOPDと診断されます．

- 重症度分類には％1秒量（％FEV_1）が用いられます．

20

16 COPDの早期発見のためのチェック表

COPD 集団スクリーニング質問票（COPD-PS™）

	点数
1. 過去 4 年間に，どのくらい頻繁に息切れを感じましたか？	
● まったく感じなかった（0 点） ● 数回感じた（0 点） ● ときどき感じた（1 点） ● ほとんどいつも感じた（2 点） ● ずっと感じた（2 点）	
2. 咳をしたとき，粘液や痰などが出たことが，これまでにありますか？	
● 一度もない（0 点） ● たまに風邪や肺の感染症にかかったときだけ（0 点） ● 1 カ月のうち数日（1 点） ● 1 週間のうち，ほとんど毎日（1 点） ● 毎日（2 点）	
3. 過去 12 カ月のご自身に最もあてはまる回答を選んでください． 呼吸に問題があるため，以前に比べて活動しなくなった	
● まったくそう思わない（0 点） ● そう思わない（0 点） ● 何ともいえない（0 点） ● そう思う（1 点） ● とてもそう思う（2 点）	
4. これまでの人生で，タバコを少なくとも 100 本は吸いましたか？	
● いいえ（0 点） ● はい（2 点） ● わからない（0 点）	
5. 年齢はおいくつですか？	
● 35 〜 49 歳（0 点） ● 50 〜 59 歳（1 点） ● 60 〜 69 歳（2 点） ● 70 歳以上（2 点）	
合計	**点**

（Martinez FJ. et al. COPD. 2008；5：85 より改変）

● COPD 集団スクリーニング質問票（COPD-PS）では，簡単な質問に答えることで，COPD の可能性があるかどうかを調べられます．

● 上の各設問に対して，患者さん自身に最も当てはまる回答の点数をかき込んでください．合計が 4 点以上であれば，COPD の可能性があるので，早めに医療機関を受診しましょう．

▶17 COPDは全身に病気を引きおこす

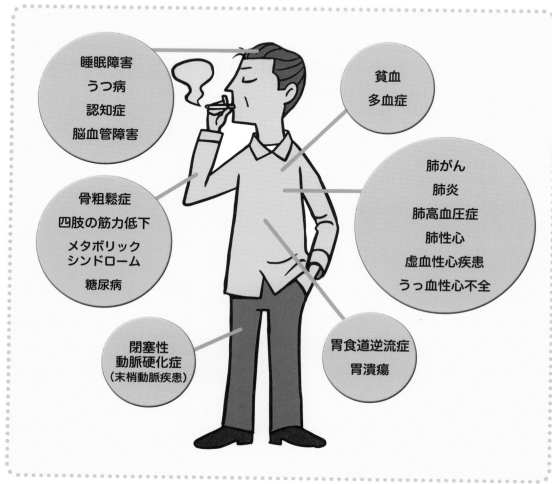

- COPD の人はそうでない人に比べ，同じ量の喫煙量でも約 10 倍肺がんになりやすいです．

- COPD は肺だけでなく，脳卒中，虚血性心疾患，心不全，糖尿病，など全身にさまざまな病気を引きおこします．

JCOPY 498-06732

▶18 COPDの治療と管理目標

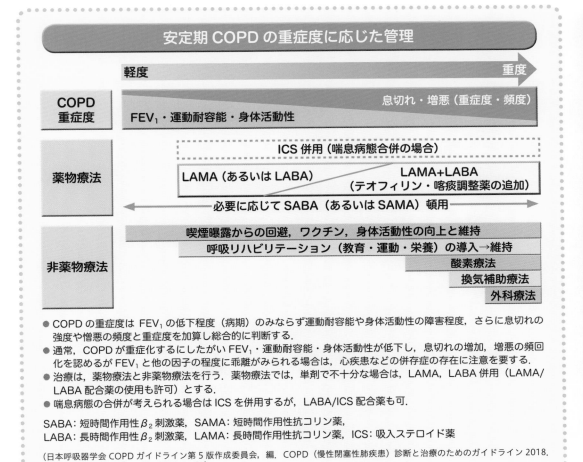

安定期 COPD の重症度に応じた管理

軽度 ──────────────────→ 重度

| COPD 重症度 | FEV₁・運動耐容能・身体活動性 | 息切れ・増悪（重症度・頻度） |

薬物療法
ICS 併用（喘息病態合併の場合）
LAMA（あるいは LABA） LAMA+LABA（テオフィリン・喀痰調整薬の追加）
必要に応じて SABA（あるいは SAMA）頓用

非薬物療法
喫煙曝露からの回避，ワクチン，身体活動性の向上と維持
呼吸リハビリテーション（教育・運動・栄養）の導入→維持
酸素療法
換気補助療法
外科療法

● COPD の重症度は FEV₁ の低下程度（病期）のみならず運動耐容能や身体活動性の障害程度，さらに息切れの強度や憎悪の頻度と重症度を加算し総合的に判断する．
● 通常，COPD が重症化するにしたがい FEV₁・運動耐容能・身体活動性が低下し，息切れの増加，増悪の頻回化を認めるが FEV₁ と他の因子の程度に乖離がみられる場合は，心疾患などの併存症の存在に注意を要する．
● 治療は，薬物療法と非薬物療法を行う．薬物療法では，単剤で不十分な場合は，LAMA，LABA 併用（LAMA/LABA 配合薬の使用も許可）とする．
● 喘息病態の合併が考えられる場合は ICS を併用するが，LABA/ICS 配合薬も可．

SABA: 短時間作用性 β_2 刺激薬，SAMA: 短時間作用性抗コリン薬，
LABA: 長時間作用性 β_2 刺激薬，LAMA: 長時間作用性抗コリン薬，ICS: 吸入ステロイド薬

（日本呼吸器学会 COPD ガイドライン第 5 版作成委員会，編．COPD（慢性閉塞性肺疾患）診断と治療のためのガイドライン 2018．大阪: メディカルレビュー社; 2018．p.88）

● COPD の治療には，禁煙・ワクチン接種・全身併存症の診断と管理，呼吸リハビリ，薬物療法，酸素療法，栄養療法などがあります．

● COPD では，呼吸機能の重症度，症状の程度，増悪の頻度を総合的に判断して，治療法を選択します．

● COPD の管理目標は，①症状と生活の質（QOL）を改善する，②運動能力や身体能力を向上させる，または維持する，③増悪を予防する，④疾患の進行を抑制する，⑤全身併存症や肺合併症を予防・治療する，⑥寿命を延長する，ことです．

▶⑲ 喘息とは？

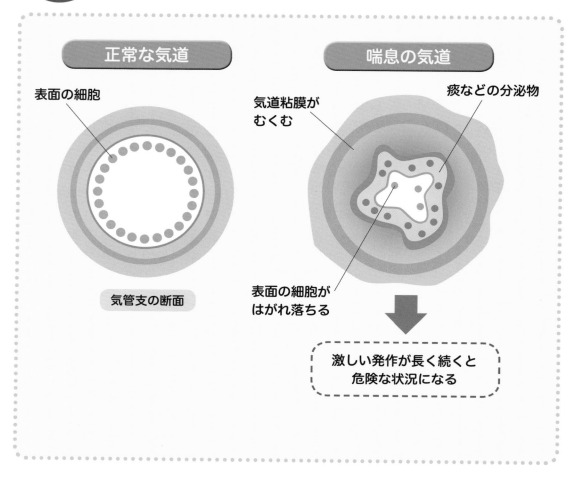

- 喘息は，気道の慢性炎症のために狭窄がおき，咳，喘鳴，呼吸困難の症状がでる病気です．

- 気道狭窄は，自然にあるいは治療により可逆性を示しますが，気道の慢性炎症を鎮めないでおくと，発作のおこりやすい状態が持続してしまいます．

- 薬物療法の進歩，特に吸入ステロイドを中心とした気道の抗炎症治療のおかげで，喘息死亡は 1,454 人（2016 年）まで減少しました．

- しかし，成人においては高齢者での喘息死が多く，喘息死の約 90％を占めることや，一部の患者では，適切な治療にもかかわらずコントロールに難渋する例も存在しています．

- 近年，多くの種類の効果の高い薬剤が開発されていますが，その使用法はガイドラインで段階ごとに決められているので，医師と十分相談の上，決められたとおりに使用してください．

JCOPY 498-06732

▶ ⑳肺炎とは？

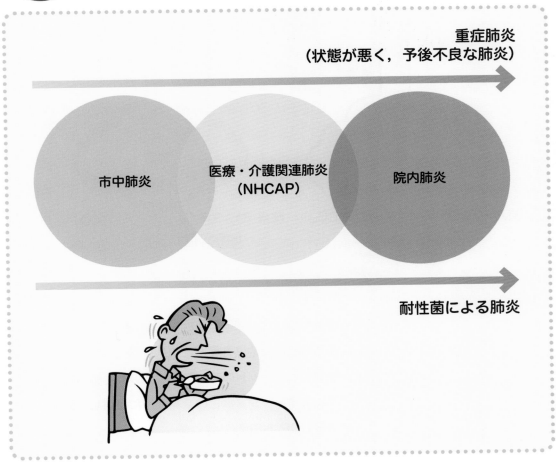

重症肺炎
（状態が悪く，予後不良な肺炎）

市中肺炎　　医療・介護関連肺炎（NHCAP）　　院内肺炎

耐性菌による肺炎

- 2016年のわが国における肺炎患者の死亡者数は約120,000人でがん，心疾患に次いで3位でした．

- 肺炎は，「市中肺炎」，在宅看護や介護・療養施設での「医療・介護関連肺炎」，一般病棟での「院内肺炎」の3つに分けられ，この順番に重症肺炎や耐性菌による肺炎の割合が高くなります．

- 医療・介護関連肺炎は誤嚥性肺炎でおきることが一番多いです．

- 市中肺炎と医療・介護関連肺炎は表裏一体の関係があり，区別が難しいこともあります．

- 一般的な市中環境に比べて，病院内は感染症や伝染病の集団発生のリスクが高いです．院内肺炎は，病院や医療機関内で，新たに細菌やウイルスなどの病原体に感染，特に薬剤耐性の病原体や日和見感染によるものを指します．

21 間質性肺炎とは？

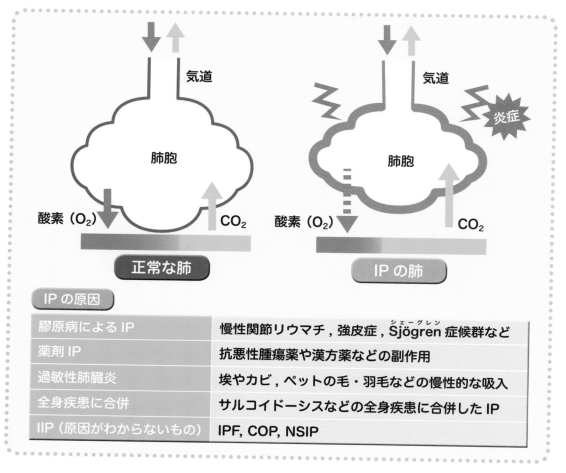

IP の原因

膠原病による IP	慢性関節リウマチ，強皮症，Sjögren 症候群など
薬剤 IP	抗悪性腫瘍薬や漢方薬などの副作用
過敏性肺臓炎	埃やカビ，ペットの毛・羽毛などの慢性的な吸入
全身疾患に合併	サルコイドーシスなどの全身疾患に合併した IP
IIP（原因がわからないもの）	IPF, COP, NSIP

- 間質性肺炎（IP）は，膠原病，薬剤，アレルギーなどさまざまな原因で肺胞の壁が炎症をおこして厚くなるために，ガス交換〔酸素（O_2）と二酸化炭素（CO_2）〕が障害され，酸素の取り込みが悪くなる病気です．

- 原因がはっきりしない間質性肺炎を，特発性間質性肺炎（IIP）といいます．

- 初期の症状は，労作性呼吸困難と空咳が典型的です．

3● 呼吸器病と危険因子について

26

JCOPY 498-06732

▶22 肺がんとは？

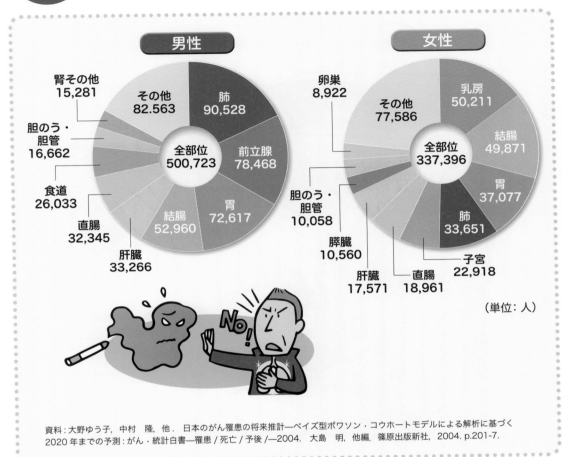

男性

腎その他
15,281

胆のう・
胆管
16,662

食道
26,033

直腸
32,345

肝臓
33,266

結腸
52,960

その他
82.563

全部位
500,723

肺
90,528

前立腺
78,468

胃
72,617

女性

卵巣
8,922

胆のう・
胆管
10,058

膵臓
10,560

肝臓
17,571

直腸
18,961

その他
77,586

全部位
337,396

乳房
50,211

結腸
49,871

胃
37,077

肺
33,651

子宮
22,918

（単位：人）

資料：大野ゆう子，中村　隆，他．日本のがん罹患の将来推計—ベイズ型ポワソン・コウホートモデルによる解析に基づく
2020年までの予測：がん・統計白書—罹患/死亡/予後—2004．大島　明，他編．篠原出版新社，2004. p.201-7.

- 肺がんは，気管支や肺胞の細胞が何らかの原因でがん化した病気です．　進行すると，がん細胞は周りの組織を壊しながら増殖し，血液やリンパ液の流れにのって転移することもあります．

- 肺がんは，日本のすべてのがんのなかで最も死亡数が多い病気です．

- 喫煙が肺がんの最も大きな危険因子ですが，自分が吸わなくても周囲の人の喫煙の際の煙を吸い込む「受動喫煙」でも，肺がんの危険率は 1.3 倍になります．

- 早期肺がんの多くは無症状で，検診などで偶然みつかることが多いです．

- 進行するにつれ，血痰などの呼吸器症状や痛みなどがでてきます．

23 危険因子（喫煙）について
タバコは百害あって一利なし（1）

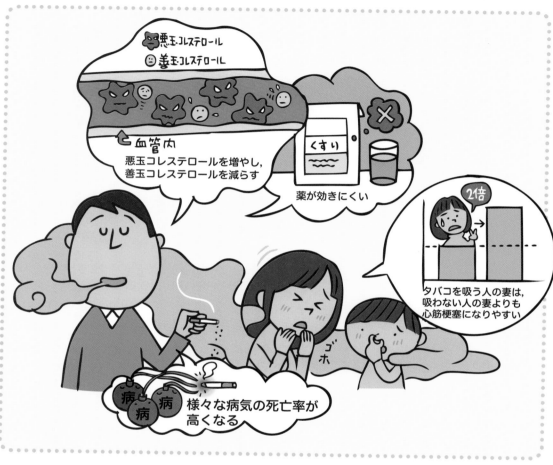

- COPD になる最大の原因は喫煙です.

- タバコの煙には，ニコチンやタール，一酸化炭素など 200 種類以上の有害物質が含まれています.

- タバコの煙には，50 種類以上の発がん性物質が含まれており，肺がんなどを引きおこします. また，受動喫煙でもリスクが高まります.

- 禁煙は COPD の治療では最も重要で，完全な禁煙が必要です. 電子タバコも同様です.

JCOPY 498-06732

24 危険因子（喫煙）について
タバコは百害あって一利なし（2）

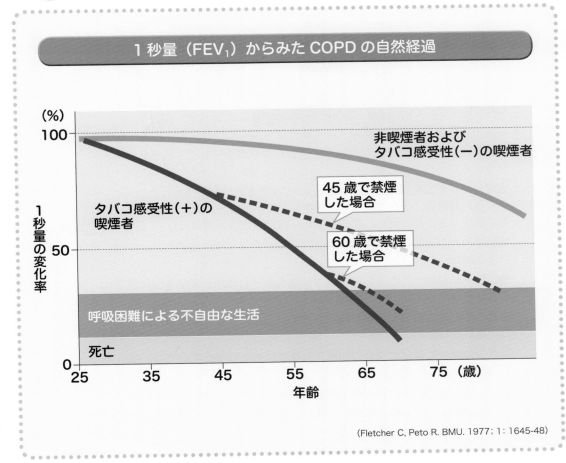

1 秒量（FEV₁）からみた COPD の自然経過

- 非喫煙者および
  タバコ感受性（－）の喫煙者
- タバコ感受性（＋）の喫煙者
- 45 歳で禁煙した場合
- 60 歳で禁煙した場合
- 呼吸困難による不自由な生活
- 死亡

（縦軸）1 秒量の変化率 (%)　（横軸）年齢（歳）

(Fletcher C, Peto R. BMU. 1977; 1: 1645-48)

- 喫煙者の 15 〜 20%は，加齢に伴って非喫煙者より 1 秒量がはやく低下します（タバコ感受性）．すなわち，タバコ感受性のある人が喫煙を続けると COPD となります．

- タバコ感受性のない人は，COPD にならないかもしれません．しかし，タバコ感受性のない人でも，肺がんなどのがん，脳卒中，心筋梗塞，などさまざまなリスクが高まるので，やはり禁煙が大切です．

- すでに COPD の人でも，禁煙すれば，その後の肺機能の低下は非喫煙者とほぼ同じになるとされています．

- すなわち，禁煙は COPD の発症リスクを減少させ，進行を抑制する最も効果的で経済的な方法です．

▶ 25 あなたの ニコチン依存度は？

ニコチン依存症テスト（TDS）

設問内容	はい (1点)	いいえ (0点)
問❶ 自分が吸うつもりよりも，ずっと多くタバコ吸ってしまうことがありましたか．		
問❷ 禁煙や本数を減らそうと試みて，できなかったことがありましたか．		
問❸ 禁煙したり本数を減らそうとしたときに，タバコがほしくてたまらなくなることがありましたか．		
問❹ 禁煙したり本数を減らそうとしたときに，次のどれかがありましたか（イライラ，神経質，落ちつかない，集中しにくい，ゆううつ，頭痛，眠気，胃のむかつき，脈が遅い，手のふるえ，食欲または体重増加）．		
問❺ 問❹でうかがった症状を消すために，またタバコを吸い始めることがありましたか．		
問❻ 重い病気にかかったときに，タバコはよくないとわかっているのに吸うことがありましたか．		
問❼ タバコのために自分に健康問題がおきているとわかっていても，吸うことがありましたか．		
問❽ タバコのために自分に精神的問題がおきているとわかっていても，吸うことがありましたか．		
問❾ 自分はタバコに依存していると感じることがありましたか．		
問❿ タバコが吸えないような仕事やつきあいを避けることが何度かありましたか．		
合計		点

判定方法: 10点満点のうち 5 点以上の場合，ICD-10 診断によるタバコ依存症である可能性が高い（約 80%）．得点が高い者ほど禁煙成功の確率が低い傾向にある．

日本循環器学会・日本肺癌学会・日本癌学会・日本呼吸器学会「禁煙治療のための標準手順書　第5版」

● タバコをやめたいのにやめられないのは，「ニコチン依存症」という薬物依存症になっているからです．

● ニコチン依存度の判定指標として「ニコチン依存症テスト（TDS）」があります．

● 一定の条件を満たせば，禁煙治療は保険適用の対象となります．自力で禁煙できない場合は，ニコチンの離脱症状を和らげる禁煙補助薬（パッチ，ガム，内服薬）を利用するのが効果的です．医療機関の禁煙外来を受診し，専門家にサポートしてもらいながら取り組んでください．

JCOPY 498-06732

 禁煙に役立つ秘訣

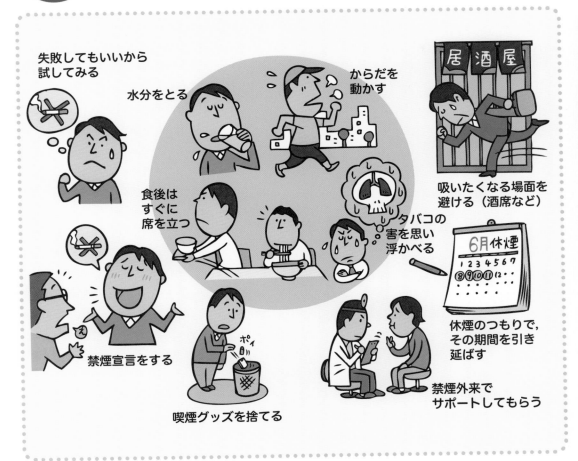

- **行動を変更する**
  喫煙と結びついている今までの生活行動様式を変更する方法です（いつもと違う場所で食事をする，食後早めに席を立つ，アルコールを控える，夜更かしをしない，など）

- **環境を改善する**
  喫煙のきっかけとなる環境を改善する方法です（タバコ・ライター・灰皿を処分する，喫煙者やタバコ販売機に近づかない，禁煙していることを公表する，など）

- **代償の行動をする**
  喫煙の代わりに他の行動をする方法です（深呼吸をする，水・茶を飲む，運動をする，歯を磨く，掃除をする，15秒数える，など）

  禁煙外来の専門家に相談して取り組むこともおすすめです．

4
呼吸リハビリ について

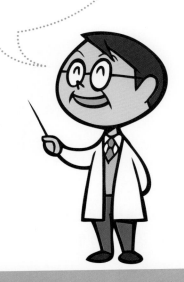

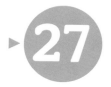

27 呼吸リハビリとは

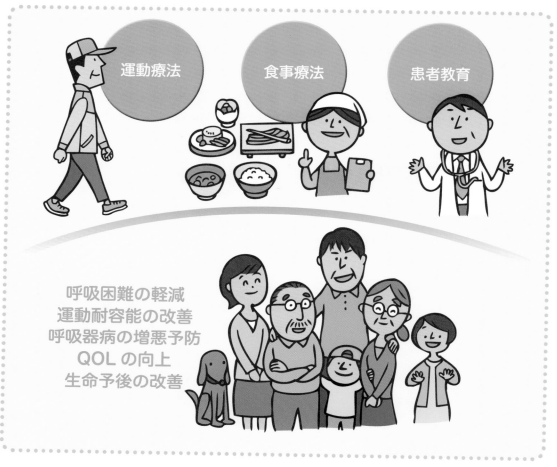

運動療法　食事療法　患者教育

呼吸困難の軽減
運動耐容能の改善
呼吸器病の増悪予防
QOL の向上
生命予後の改善

● 呼吸器病が進行すると息切れの症状などのために日常生活活動が制限され，運動能力や生活の質（QOL）が低下します．

● この状態を改善するために，薬物療法に加えて，運動療法，栄養療法，自己管理などを総合的におこなう「呼吸リハビリテーション」（以下，呼吸リハビリ）が大切です．

● 呼吸リハビリには，病気の理解，禁煙，運動療法，薬物療法，栄養療法，在宅酸素療法，増悪・感染症の予防，などが含まれます．

● 呼吸リハビリをつうじて，患者さんが自己管理する能力を身につけ，自分で生涯続けていくことが期待されます．

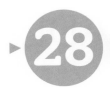

28 呼吸リハビリの効果

- ✓ 呼吸困難の軽減
- ✓ 運動耐容能の改善
- ✓ 健康関連 QOL の改善
- ✓ 不安・抑うつの改善
- ✓ 入院回数および期間の減少
- ✓ 予約外受診の減少
- ✓ 増悪による入院後の回復を促進
- ✓ 増悪からの回復後の生存率を改善

- ✓ 下肢疲労感の軽減
- ✓ 四肢筋力と筋持久力の改善
- ✓ ADL の向上
- ✓ 長時間作用性気管支拡張薬の効果を向上
- ✓ 身体活動レベルの向上の可能性
- ✓ 協働的セルフマネジメントの向上
- ✓ 自己効力感の向上と知識の習得

(日本呼吸ケア・リハビリテーション学会)

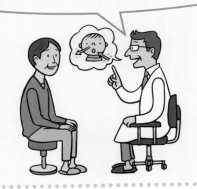

- ● 呼吸リハビリで息切れ，不安，抑うつが軽くなります．

- ● 呼吸リハビリで筋力や持久力がつき，疲れにくくなります．

- ● 呼吸リハビリで酸素投与がいらなくなることもあります．

- ● 呼吸リハビリで食事や生活環境を見直せば，栄養摂取，移動や動作が楽にできるようになります．

- ● 呼吸リハビリで寿命の延長が期待できます．

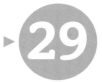

29 活動レベルに応じたADL 基本動作トレーニング

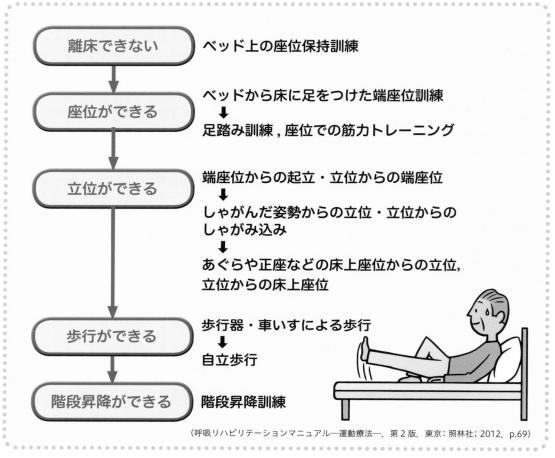

| 離床できない | ベッド上の座位保持訓練 |

| 座位ができる | ベッドから床に足をつけた端座位訓練
↓
足踏み訓練, 座位での筋力トレーニング |

| 立位ができる | 端座位からの起立・立位からの端座位
↓
しゃがんだ姿勢からの立位・立位からの
しゃがみ込み
↓
あぐらや正座などの床上座位からの立位,
立位からの床上座位 |

| 歩行ができる | 歩行器・車いすによる歩行
↓
自立歩行 |

| 階段昇降ができる | 階段昇降訓練 |

（呼吸リハビリテーションマニュアル―運動療法―. 第2版. 東京: 照林社; 2012. p.69）

● 日常生活動作（ADL）の基本動作が困難な患者さんの場合でも呼吸リハビリの適応があることを忘れないでください.

● 離床できない人でも「ベッド上の座位保持訓練」から開始しましょう. 座位ができるようになったら「ベッド上足踏み訓練」, 立位ができるようになったら「起立訓練」, などADLのレベルに応じた基本動作の段階的なトレーニングが極めて効果的です.

● 患者さんがベッドに寝ているからといって, 歩けないとは限らないのです.

JCOPY 498-06732

30 急性期から回復期のメニュー

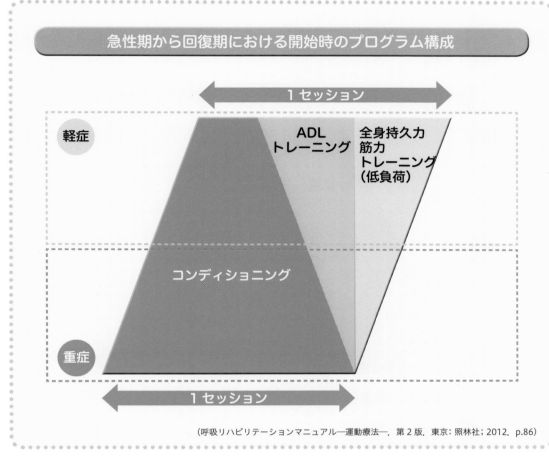

急性期から回復期における開始時のプログラム構成

（呼吸リハビリテーションマニュアル—運動療法—. 第2版. 東京: 照林社; 2012. p.86）

● 縦軸は重症度，横軸は開始時における1セッション内でおこなわれる急性期から回復期の各トレーニングの割合を示します.

● 急性期ではコンデショニング，回復期ではそれに ADL トレーニングと全身持久力トレーニング（低負荷）が加わります.

コンデショニングには，①呼吸トレーニング（口すぼめ呼吸，腹式呼吸），②ストレッチ・呼吸体操，③呼吸介助（必要に応じて）などがあります.
各メニューでは，運動の頻度（frequency；F），運動の強度（intensity；I），運動時間（time；T），運動の種類（type；T）の「FITT」による運動処方が必要です.

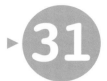

31 安定期のメニュー

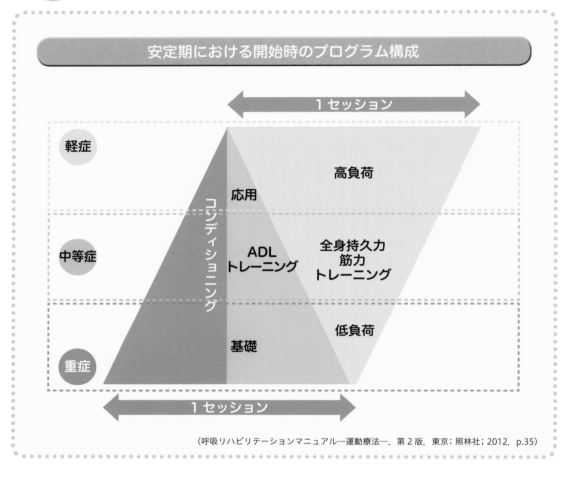

安定期における開始時のプログラム構成

1セッション

軽症

コンディショニング

応用

高負荷

中等症

ADL
トレーニング

全身持久力
筋力
トレーニング

重症

基礎

低負荷

1セッション

（呼吸リハビリテーションマニュアル―運動療法―．第2版．東京：照林社；2012．p.35）

● 縦軸は重症度，横軸は開始時における1セッション内でおこなわれる生活安定期の各トレーニングの割合を示します．

● 安定期では重症度にあわせて，コンデショニング，ADLトレーニング（基礎・応用），全身持久力・筋力トレーニング（低負荷・中負荷・高負荷）の割合が変化します．

コンデショニングには，①呼吸トレーニング（口すぼめ呼吸，腹式呼吸），②ストレッチ・呼吸体操，③呼吸介助（必要に応じて）などがあります．
各メニューでは，運動の頻度（frequency；F），運動の強度（intensity；I），運動時間（time；T），運動の種類（type；T）の「FITT」による運動処方が必要です．

JCOPY 498-06732

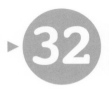

32 口すぼめ呼吸と腹式呼吸
（呼吸を楽にする呼吸法）

口すぼめ呼吸

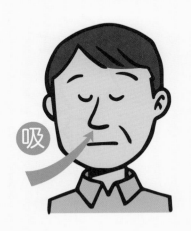

吸

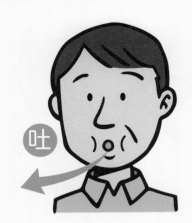

吐

鼻から「1，2」とゆっくり息を吸い，すぼめた口から「3，4，5，6」と
ゆっくりと息を吐きます．
強く口をすぼめすぎると，腹部の筋が強く収縮して息切れが強くなること
もあるので，注意が必要です．

● 鼻から息を吸って，すぼめた口から出すことで気道を広げ，息を吐きやすくするので，
息切れが楽になります．

● 肺が固くなる間質性肺炎などでは有効でない場合がありますが，口すぼめで呼吸を整え
ることで，息切れが楽になることもあります．

● 階段昇降時など，日常生活のさまざまな場面で動作中におこないましょう．

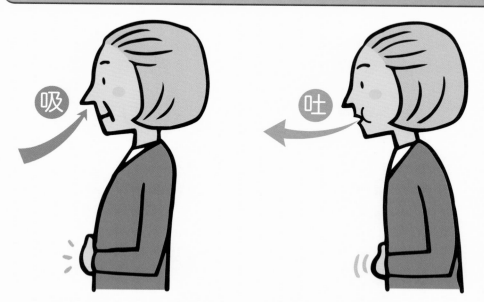

腹式呼吸

吸

吐

お腹を膨らませるように鼻からゆっくり息を吸い，次にお腹をへこませながら口からゆっくり息を吐きます．
無理にお腹を膨らませすぎると，かえって息切れが強くなることもあるので，注意が必要です．

● 呼吸器病患者さんの中には，首や肩の筋肉を使った浅くて速い呼吸（胸式呼吸）をしている方がたくさんいます．ところが，胸式呼吸は酸素を取り込む効率が悪く，息切れが生じやすいです．

● 腹式呼吸は横隔膜を使う呼吸法です．得られる空気の量が増加し，効率的な呼吸ができます．

● 仰向けでできるようになったら，座ったり，立ったりしておこないましょう．

● 口すぼめ呼吸と腹式呼吸を併用すると，たくさんの空気を肺の中に取り入れることができ，今まで息切れのためできなかった動作が徐々にできるようになります．

JCOPY 498-06732

33 横隔膜を鍛えよう

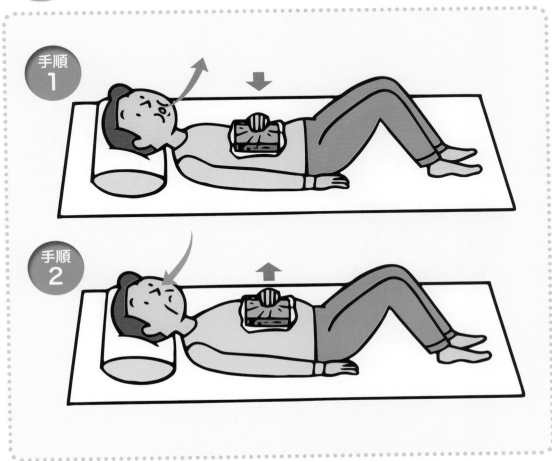

● 横隔膜は最も重要な呼吸筋なので，トレーニングして鍛えましょう．

　①市販されている袋入りの塩や本など，少し 重い物をお腹に乗せます．

　②お腹に置いた塩や本などを意識して持ち上げるようにします．

● 腹式呼吸は横隔膜を使う呼吸法です．

● 最初は 1 日 10 回，次は 20 回と徐々に増やして，30 回はできるように努力します．

● 最初は 500g から始めて，週に 500g ずつ増加して，1 カ月で 2kg，2 カ月で 3kg を目標に増やしてみましょう

34 呼吸筋トレーニングと呼吸介助

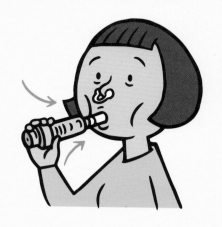

呼吸筋トレーニング

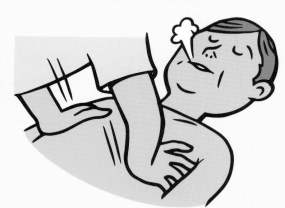

呼吸介助

● 呼吸筋トレーニングは，器具をつかって吸気時に抵抗をかけるトレーニングです．

● かつて，呼吸筋トレーニングは COPD など呼吸器病患者さんにもおこなわれましたが，呼吸筋力は増大するものの，運動耐容能・呼吸困難・QOL に及ぼす有効性は明らかでなく，現在では積極的にはおこなわれません．

● 呼吸筋トレーニングと呼吸介助は，主に手術前後におこないます．

● 手術後に肺の合併症として「無気肺」がみられやすいです．痛みのために深呼吸ができないこと，粘った痰が増えるのに排出できないこと，同じ姿勢をとっていること，などが原因です．

● 呼吸介助は，呼気にあわせて介助者が胸郭運動に一致した方向に軽く圧迫し，吸気の直前に開放することを繰り返す方法です．

● 呼吸介助では 1 回換気量が増加し，マッサージのため気持ちが良いですが，効果は持続せず，肋骨骨折の危険もあり，今ではあまりおこなわれなくなりました．

JCOPY 498-06732

35 排痰法

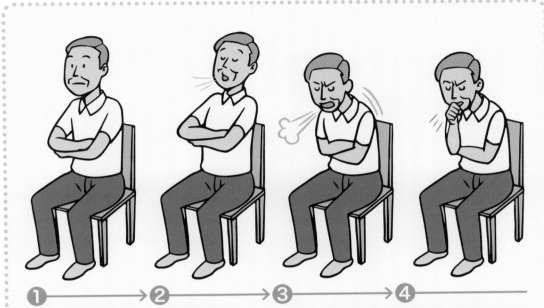

① 最初は軽く呼気運動をおこなう．両足を肩の幅くらいに開き，しっかり床に固定する．

② 次に胸郭を両手でつかみ，深呼気の後に胸郭を絞りながら，声門と口をあけ，「ハー」と息を吐く（ハッフィング）．

③ ハッフィングは2～3回おこない，徐々に最大吸気位まで深い呼吸にする．

④ 痰がのど元まであがり，絡んだ感じがしたら，利き手を口元に置き，咳をして痰を出す．最初は軽く痰を絡ませ，次にやや強い咳に変え，2回に分けて痰を出す．

- 気道には，せん毛が痰を外に向かって運ぶ働きがあり，痰は通常ひとりでに体の外に排出されます．しかし，呼吸器病患者さんでは，せん毛の働きが弱いので痰が気道にたまりやすくなり，気道が狭くなって息苦しくなります．

- COPD の増悪とは，息切れの増加，咳や痰の増加，胸部不快感・違和感の出現あるいは増強などを認め，安定期の治療の変更が必要となる状態をいいます．

- 痰が気道にたまったままだと，増悪の危険があります．
  痰の色が濃くなったり，量が増加する場合は，増悪の可能性があります．
  上の排痰法を身につけて，息切れを起こさないようにし，増悪を予防しましょう．

- ただ，排痰は疲れやすいので，1日2～3回，1回20分以内にとどめ，続けておこなわないで，間に休みをいれるようにしてください．

5

運動療法について

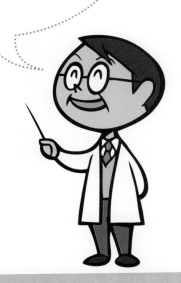

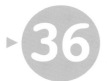

36 運動の大切さについて

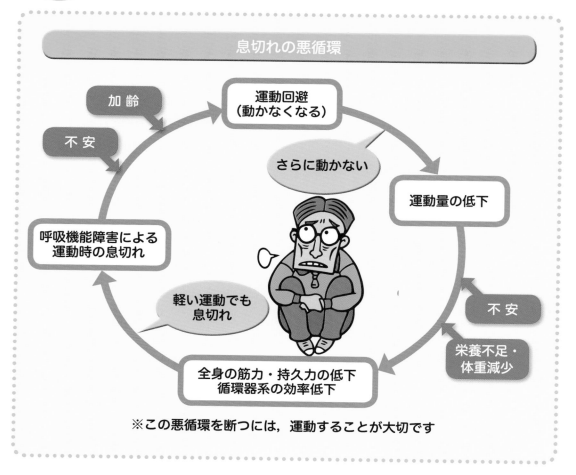

息切れの悪循環

加齢

不安

運動回避
（動かなくなる）

さらに動かない

運動量の低下

呼吸機能障害による
運動時の息切れ

軽い運動でも
息切れ

不安

栄養不足・
体重減少

全身の筋力・持久力の低下
循環器系の効率低下

※この悪循環を断つには，運動することが大切です

- 呼吸器病患者さんの多くは，動作による息切れや疲労感から運動を避ける生活を送りがちです．

- 運動量が少ないと足腰が衰え，食欲不振や栄養不足も加わって筋肉が弱ります．その結果，さらに動かなくなり，いっそう息切れが強くなるという「悪循環」に陥りがちです．

- 無理のない範囲で体を動かして体力をつけ，悪循環を回避・改善することが大切です．

- 運動を続ければ，足腰が丈夫になり，食欲がでて栄養も改善し，息切れや疲労が少なくなって，ますます体を動かせるという「好循環」になるのです．

- 呼吸は肺を取り囲む骨と筋肉によって造られた「胸郭」の動きによっておこります．ですから，運動によって呼吸筋や胸郭の動きをよくすることで呼吸が楽になります．

JCOPY 498-06732

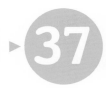

日常生活の活動量が余命に大きく影響

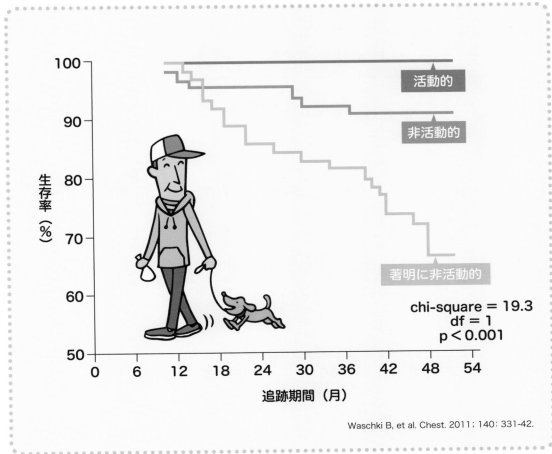

chi-square = 19.3
df = 1
p＜0.001

生存率（％）

追跡期間（月）

Waschki B, et al. Chest. 2011; 140: 331-42.

- COPD患者さんでは，身体活動量の違いによってその後の生存率に大きな差がつきます．

- 日頃，体をたくさん動かす活動的な人ほど，座りがち（非活動的）な人や，著明に非活動的な人より長生きできます．

- 1秒量（$FEV_1\%$）や6分間歩行距離なども，COPD患者さんの生存率の予測因子になりますが，最も精度の高い予測因子は，身体活動量です．1日歩数がそれに続きます．

- 身体活動量を増やすことは，運動に限ったことではありません．家事や趣味などで体を動かすことも，息切れや疲労感の改善や余命の延長につながります．

- とにかく継続することが大切です．日常生活の中で目標を決めて積極的に体を動かすようにしましょう．

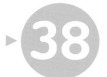

安静の生活は要注意！
～1日で2歳も老化する～

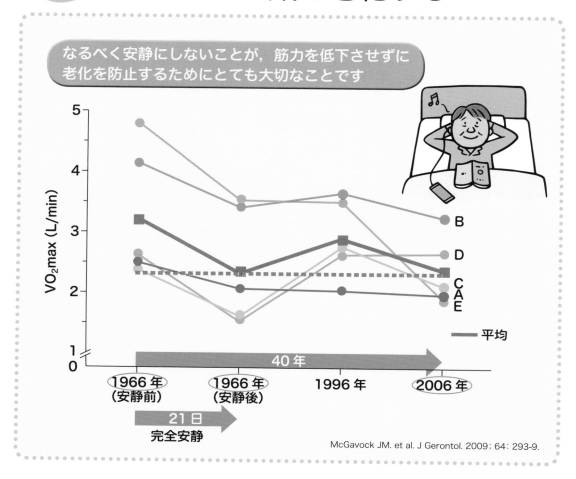

なるべく安静にしないことが，筋力を低下させずに
老化を防止するためにとても大切なことです

McGavock JM. et al. J Gerontol. 2009; 64: 293-9.

- 37.5℃以上の熱があれば，ベッドで休むことも大切です．しかし，安静の害を知ることはもっと大切です．

- 人は30歳を過ぎると1歳年をとるごとに，平均1%ずつ筋肉量や筋力が低下します．トイレと食事以外は横になったままで1日を過ごすと，それだけで1%の筋肉量・筋力が低下してしまいます．

- さらに，1日完全に安静にしていると，それだけでなんと2%の筋肉量・筋力が低下してしまうのです．

- 上の図は，1966年に米国の20歳の若者がベッドで21日間完全安静にした際の持久力が，それから40年後の2006年の持久力と等しくなるほど大きく低下したことを示しています．

- 「安静が危ない！」「1日で2歳も老化する」というわけです．

JCOPY 498-06732

39 安静によっておこる弊害
～廃用症候群～

1	筋肉	筋萎縮, 筋力低下（1日2％, 月50％）, 酸素摂取能低下
2	関節	腱・靭帯・関節包の硬化・拘縮・屈伸性低下
3	骨	骨粗しょう症, 易骨折
4	心臓	心筋萎縮, 心収縮力低下, 心拍出量低下, 心負荷予備力低下
5	血管	毛細管/組織比の低下, 循環不全, 浮腫, 褥そう
6	血液・体液	血液量減少, 貧血, 低蛋白
7	内分泌・代謝	ホルモン分泌低下, 易感染, 肥満, カルシウムバランス負, インスリン抵抗性の増悪, 脂質異常症
8	呼吸器	呼吸筋萎縮, 無気肺, 肺炎, 換気血流不均等
9	腎・尿路	腎血流減少, 感染, 結石, 失禁
10	消化器	消化液減少, 吸収不全, 便秘
11	神経・精神心理	平衡感覚低下, 認知症, 幻覚, 妄想, 不安, 不眠うつ状態, QOL低下, 起立性低血圧

- 安静の害は, 筋肉量・筋力への悪影響だけではありません.

- 安静, すなわち身体の不活動状態が原因で生じる影響は上の表のように全身に及びます. それを「廃用症候群」といいます.

- 廃用症候群では, 筋肉量・筋力が低下するだけでなく, 骨がもろくなり, 関節や腱が固くなって手足や肩が十分動かせなくなり, 姿勢やバランスが悪くなって転倒や骨折の原因になります.

- 心臓や肺の働きが低下し, 痰も出しずらくなり, 心不全や肺炎・呼吸不全になりやすくなります.

- 認知症が発症・重症化し, 幻覚や不眠症もおきやすくなります.

- 廃用症候群は, 呼吸器病に限らず, あらゆる病気で安静にする結果生じます. すなわち, 安静の害は全身に及び寿命も短くなることから, 以前なら安静にしてきた呼吸器病, 心不全, 腎不全のような患者さんにも, 現在は適切な運動を勧める時代になったのです.

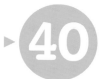
40 活動的生活には持久力が必要！

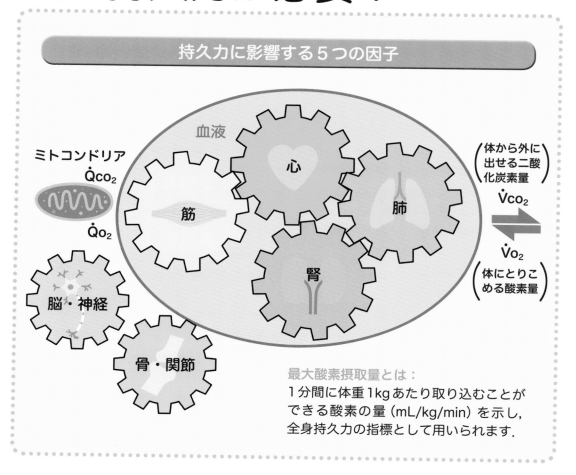

持久力に影響する５つの因子

血液

ミトコンドリア
$\dot{Q}co_2$

$\dot{Q}o_2$

心

筋

肺

腎

脳・神経

骨・関節

体から外に出せる二酸化炭素量
$\dot{V}co_2$

体にとりこめる酸素量
$\dot{V}o_2$

最大酸素摂取量とは：
１分間に体重1kgあたり取り込むことができる酸素の量（mL/kg/min）を示し，全身持久力の指標として用いられます．

● 呼吸器病患者さんの余命は，日常生活でいかに活動的であるかで決まります．

● 活動的に暮らすには持久力が必要です．持久力は最大酸素摂取量で示され，心臓，肺，腎臓，筋肉，血液の５つの因子で規定されます．つまり，呼吸器病患者さんの息切れや疲労感は，肺の障害が関係しているだけでなく，運動不足のために筋肉が弱っていること，心機能，腎機能や貧血の有無も大いに関与しているのです．

● 呼吸リハビリで運動療法を行うことで，息切れや疲労感が減って楽に動けるようになります．その理由は，肺が良くなるわけではなく，主に筋肉の量と質が良くなったためにおきる現象なのです．

JCOPY 498-06732

運動療法とは

> 運動療法とは, できる範囲で身体を動かして, 体力や持久力をつけることによっ
> て, 症状の軽減や機能の回復を目指す治療法であり, 日常生活の改善を図るた
> めにおこないます

効果的な運動療法を実践するためのポイント (FITT)

- どんな種類の運動がよいか (種類)
- どの程度の負荷をかけるか (強度)
- 週に何回くらいするのか (頻度)
- 1つの運動をどのくらいの時間するのか (時間)

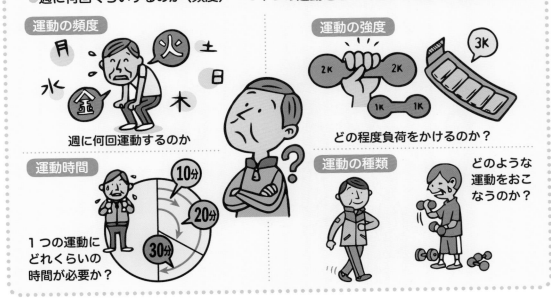

運動の頻度
週に何回運動するのか

運動の強度
どの程度負荷をかけるのか?

運動時間
1つの運動に
どれくらいの
時間が必要か?

運動の種類
どのような
運動をおこ
なうのか?

● 運動療法をおこなうには, 運動の頻度 (frequency; F), 運動の強度 (intensity; I), 運動時間 (time; T), 運動の種類 (type; T) の個人にあった「FITT」での指示が必要です.

● 個人にあったFITTで指示した運動のやり方を「運動処方」といい, 専門の医師から処方されます. すなわち, 呼吸器病患者さんでの呼吸リハビリの運動療法は, 患者さんひとりひとりの状態にあわせた「運動処方」に基づいて科学的におこなわれるのです.

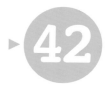 運動療法の種類

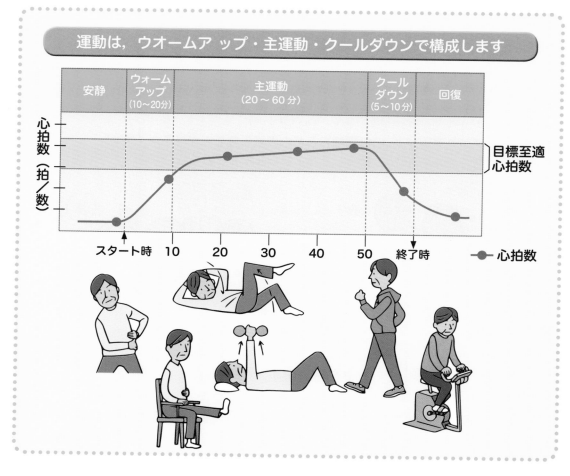

運動は，ウオームア ップ・主運動・クールダウンで構成します

安静	ウォーム アップ (10〜20分)	主運動 (20〜60分)	クール ダウン (5〜10分)	回復

心拍数（拍/数）

目標至適心拍数

スタート時　10　20　30　40　50　終了時　　●心拍数

- 運動の種類には，ストレッチング（柔軟性トレーニング），全身持久力トレーニング，筋力トレーニング（レジスタンストレーニング）があります．

- 運動の種類は，有酸素運動と無酸素運動に分けることもあります．

- 運動の際には，①運動前に確認しておくこと，②運動時のコツや確認事項，③運動の中止事項などがあります．

- それぞれご自身に合った運動内容と確認事項を，あらかじめ医師と相談して決めておきましょう．

JCOPY 498-06732

43 運動の前に確認しましょう

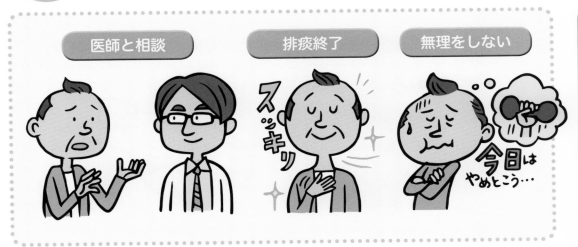

医師と相談　　排痰終了　　無理をしない

スッキリ

今日はやめとこう…

● 患者さんに適した運動が必要です．運動療法の内容は医師とよく相談しましょう.

● 痰が多い方は，排痰をきちんとおこなってから運動しましょう.

● 体調が悪いときは無理をせず，運動量を減らすなど工夫しましょう.

● 肺機能が同じでも，長く歩ける患者さんと，短くしか歩けない患者さんがいます．運動能力の制限は，呼吸器（肺）のみならず，循環器（心臓，血管），運動器（骨，関節，腱），腎臓，筋肉，精神的な問題など多くの原因でおこるので，その原因の解析をおこなう必要があります.

● 酸素飽和度が低くないのに息切れが強くて長く歩けない患者さんと，酸素飽和度が低くても息切れが少なくて長く歩ける人もいます．運動前にパルスオキシメータを準備し，酸素飽和度をモニターしながら運動前から測定しましょう.

● トレーニングをした部位の筋肉しか鍛えられません．たとえば手の運動をしても，脚の筋肉は強くなりません．全身をバランスよく動かすことが重要です.

● 運動の期間が長いほど効果が大きく出ます．1週間で効果が実感できなくても，4週間おこなえば約80％の人に明らかな実感できる効果がみられます.

5● 運動療法について

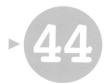
▶44 どのくらいの強さで運動すればいいの？

修正 Borg（ボルグ）スケール

0	感じない
0.5	非常に弱い
1	やや弱い
2	弱い
3	中くらい
4	ややきつい
5	きつい（強い）
6	
7	とてもきつい
8	
9	
10	非常にきつい

パルスオキシメータを利用

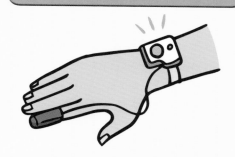

口すぼめ呼吸や腹式呼吸を使う

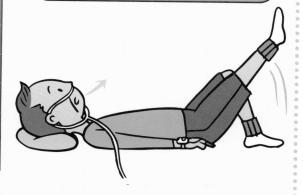

● 呼吸器病の患者さんは，息切れや疲労感で運動がきつく感じやすいです．しかし，あまり軽い運動では効果が低いので，自分の感覚（主観的運動強度）で修正ボルグスケールの「3（ちょうどよい）～5（きつい）」程度の運動が適切とされています．

● パルスオキシメータを利用し，酸素飽和度が90％より低くならないようにします．もし90％未満になっても，落ち着いて呼吸を整えて回復するのを待って再開します．

● 酸素を使用されている方は，医師から指示されている運動時の酸素吸入量で運動をおこないましょう．

● できるだけ口すぼめ呼吸や腹式呼吸を使って，呼吸と動作を合わせ，息切れがしないようにしましょう．

● 息切れが生じたときは休みをとって，落ち着いて呼吸を整えましょう．

JCOPY 498-06732

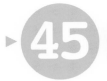 # 運動療法の適応

- ▶ 症状のある慢性呼吸器疾患

- ▶ 標準的治療により病状が安定している

- ▶ 呼吸器疾患により機能制限がある

- ▶ 呼吸リハビリテーションの施行を妨げる因子や不安定な合併症がない

- ▶ 患者自身に積極的な意思がある（インフォームド・コンセントによる）

- ▶ 年齢制限や肺機能の数値による基準は定めない

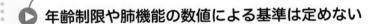

- 運動療法の適応を上に示します.

- ほとんどの呼吸器疾患患者さんは呼吸リハビリ運動療法の適応になります.

- 息切れがあるから，高齢だから，呼吸機能の低下が著しいから，というだけで，運動療法の導入をあきらめないように注意しましょう. むしろ，そういう方こそ大きな効果が期待できます.

- 運動療法の適応に関しては，医師とよく相談しましょう.

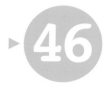

運動療法の禁忌

不安定狭心症，不安定な発症から間もない心筋梗塞，非代償性うっ血性心不全，急性肺性心，コントロール不良の不整脈，重篤な大動脈弁狭窄症，活動性の心筋炎・心膜炎などの心疾患の合併

コントロール不良の高血圧症

急性全身性疾患または発熱

最近の肺塞栓症，急性肺性心，重度の肺高血圧症の合併

重篤な肝・腎機能障害の合併

運動を妨げる重篤な整形外科的疾患の合併

高度の認知障害，重度の精神疾患の合併

他の代謝異常（急性甲状腺炎など）

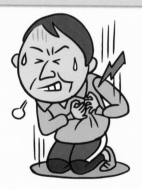

● 呼吸リハビリを進めるうえで妨げになったり，運動中の危険性が大きく増大するような合併症・依存症があれば，運動療法はできません．

● 運動療法を行ってはいけない方を上にまとめました．37.5℃以上の発熱の方，肺以外の重篤な病気の方，病状がとても不安定な方などです．

● 運動療法を行えるかどうかは専門の医師の判断・指示に従い，呼吸リハビリの経験の豊富なリハビリ専門職に指導してもらうことが大切です

JCOPY 498-06732

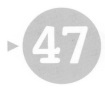 運動療法の中止基準

呼吸困難	修正ボルグスケール 7〜9
その他の自覚症状	胸痛，動悸，疲労，めまい，ふらつき，チアノーゼなど
心拍数	年齢別最大心拍数の85％に達したとき（肺性心を伴うCOPDでは65〜70％） 不変ないし減少したとき
呼吸数	毎分30回以上
血圧	高度に収縮期血圧が下降したり，拡張期血圧が上昇したとき
SpO_2	90％未満になったとき

日本呼吸ケア・リハビリテーション学会呼吸リハビリテーション
委員会ワーキンググループ，他編集．呼吸リハビリテーションマ
ニュアル—運動療法—．第2版．東京: 照林社; 2012. p.55.

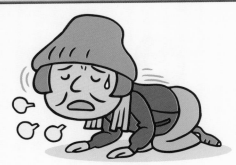

● 人によって運動のきつさ・感じ方には違いがあります．

● 自覚的には，修正ボルグスケール7（とてもきつい）以上になったり，通常と異なる呼吸困難，胸痛，動悸，極度の疲労，めまい，などの自覚症状が現れたら，ただちに運動を中止しましょう．

● 客観的には，SpO_2では90％未満，心拍数では年齢別最大心拍数（220−年齢）の85％が運動中止の基準となります．

▶48 仰向け・座位のストレッチ（柔軟性トレーニング）

体幹・背部のストレッチ

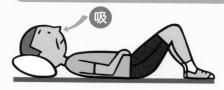

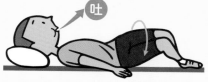

あおむけになり，両手を肩の高さに広げて体幹を固定する．息を吐きながら両膝を左右に倒す．

下肢・腰部のストレッチ

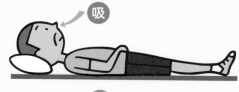

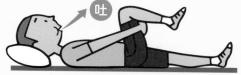

あおむけになり，息を吐きながら片方の膝を抱えて胸に近づける．このとき，腰が床面から浮かないようにする．

太もものストレッチ

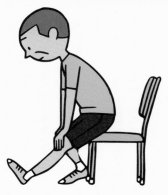

椅子に浅く座り，片方の足を伸ばしてつま先を天井に向けるように意識し，太ももの裏を伸ばす．
太もも裏の筋肉は下半身だけでなく，腰の柔軟性や腰痛などにも影響を及ぼす．

首のストレッチ

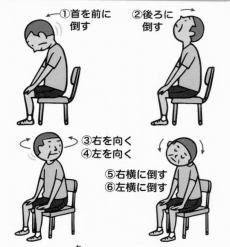

①首を前に倒す
②後ろに倒す
③右を向く
④左を向く
⑤右横に倒す
⑥左横に倒す

肩こり予防，噛(か)むことや飲み込む力の維持改善にも効果的．

● 柔軟性トレーニングは，心地よい痛みを感じるくらいまで，筋肉や関節を伸ばす運動です．筋肉や関節の可動域が広がり，日常生活で動きやすい体をつくることができます．

● ケガの予防にもつながるので，持久力・筋力トレーニングの準備運動や整理運動としてもおこないます．

JCOPY 498–06732

呼吸筋のストレッチ体操
（柔軟性トレーニング）

肩の上げ下げ

鼻から息をゆっくり吸いながら，両肩をあげる

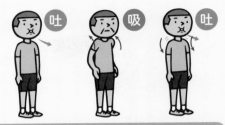

息を吸う胸の呼吸筋のストレッチ

ゆっくり息を吸いながら，持ち上がる胸を手で押し上げるようにする

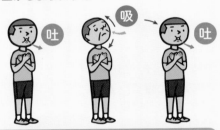

息を吐く呼吸筋のストレッチ

両手を頭の後ろで組み，ゆっくり息を吸う．息を吐きながら腕を上に伸ばし，背伸びをする

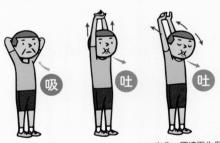

息を吸う背中と胸のストレッチ

両手を組み息を吐き切ったら，息を吸いながら腕を前に伸ばして背中を丸めていく

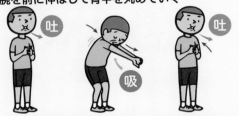

息を吐く腹部・体側の呼吸筋ストレッチ

頭の後ろと腰に手をあて，息を吸い切ったら，息を吐きながら，頭にあてた側の肘を持ち上げるように体側を伸ばす

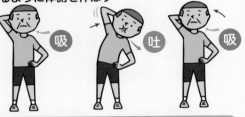

息を吐く胸壁の呼吸筋ストレッチ

両手を腰の高さで後ろに組み，ゆっくり息を吸いながら，両肩を前方に閉じていく．息を吐きながら組んだ手を腰から少し離して肩の後・上方へ引っ張る

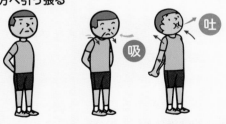

出典：環境再生保全機構 ERCA（エルカ）『呼吸筋ストレッチ体操 解説編』を一部改変

● 呼吸器病の患者さんは，呼吸筋が硬く呼吸に多量のエネルギーを使うので，呼吸筋ストレッチ体操をすることで，呼吸筋が柔らかく動きやすくなり，息苦しさがやわらぎます．

● いずれもそれぞれ4回ずつ行い，1日3回実施すると効果的です．

50 上肢の筋力トレーニング

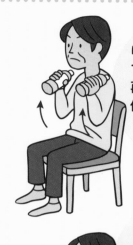

ゆっくり両肘を曲げて胸の前で止める．再度，ゆっくり肘を伸ばし，腕を下ろす．

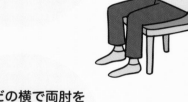

両肘を曲げ，両腕を胸の前に置く．両腕を伸ばすと同時に腕を後ろへ振る．

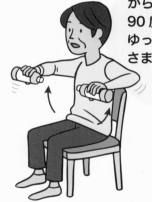

からだの横で両肘を90度に曲げ，腕をゆっくり横に肩の高さまで上げる．

両肘を曲げ，両腕を胸の前に置く．万歳をするように両腕を上げる．

● 上肢の動作は，呼吸筋の動きを妨げるために，息切れが生じやすい動作として避けられることがあります．

● 上肢の筋肉を鍛えることで，腕を使った日常の様々な動作をするときに息切れをおこさず楽にできるようになります．

● いすに座り，背筋を伸ばし，背もたれから背中を離した姿勢でおこないます．

● 両手に少量の水を入れたペットボトルを持ったり，可能なら手首に重りをつけておこないましょう．

JCOPY 498-06732

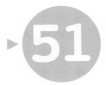

下肢の筋力トレーニング

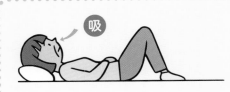

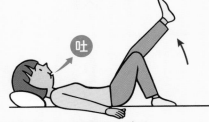

両膝を立てて鼻から息を吸う．吐きながら片方の足を上げ，吐き終わるまでに下ろす（可能なら足首に重りをつける）.

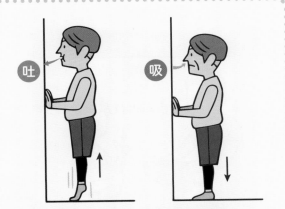

背筋を伸ばし，壁や机に手をついて立つ．息を吐きながら，かかとを上げ，吐き終わるまでに下ろす.

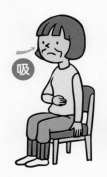

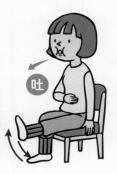

いすに座って，鼻から息を吸い，吐きながら足を上げて，吐き終わるまでに戻す（可能なら足首に重りをつける）.

● 筋力トレーニングは，正しい姿勢でリズミカルに，呼吸と合わせておこなう運動です.

● 下肢の筋肉量を増やし，筋力を増強する効果があります.

● 下肢の筋肉は，歩行など日常生活での基本動作にとても重要な筋肉です．下肢の筋肉が弱ってしまうとあらゆる動作が困難になります．下肢の筋肉を鍛えると，歩行など日常生活での息苦しさ，疲労感の軽減につながります.

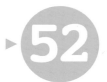

52 自転車エルゴメータとトレッドミル（全身持久力トレーニング）

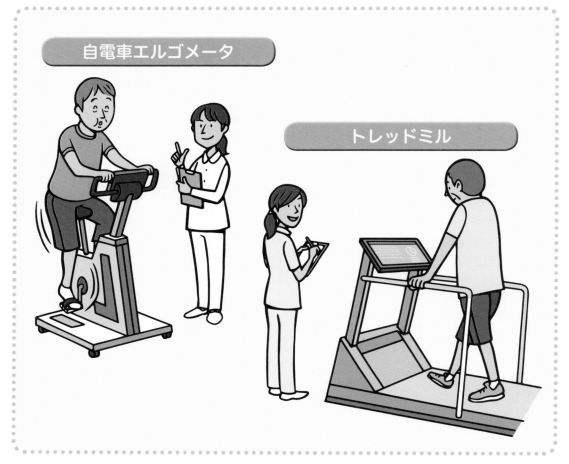

自電車エルゴメータ

トレッドミル

自転車エルゴメータ

● 安価で場所をとらずに自宅でおこなえる持久力トレーニングです.

● 体重がかからないため，膝関節などに痛みがある場合も負担をかけずにおこなえます.

● 途中で休憩を入れるのも簡単です.

トレッドミル

● 歩行スピードを一定にでき，手すりにもつかまれるので，呼吸と合わせやすい持久力トレーニングです.

● 最初，傾斜はつけずにおこない，少し楽になったら徐々に傾斜をつけたほうがよいでしょう.

● 途中できつくなったら休憩を入れてもかまいません.

※口すぼめ呼吸と腹式呼吸を取り入れて，呼吸と動作を合わせながらおこないます.

JCOPY 498-06732

歩行（全身持久力トレーニング）

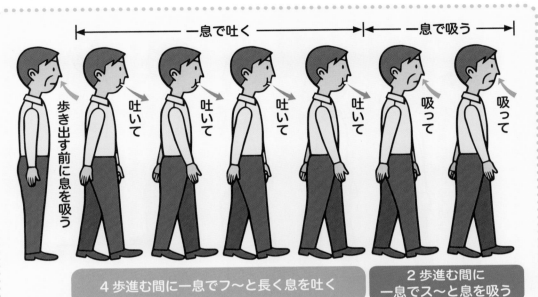

|←─────── 一息で吐く ───────→|←── 一息で吸う ──→|

歩き出す前に息を吸う　吐いて　吐いて　吐いて　吐いて　吸って　吸って

4歩進む間に一息でフ〜と長く息を吐く　　**2歩進む間に一息でス〜と息を吸う**

歩行は，安全で比較的楽に続けられる運動です．
体全体の筋肉の衰えを防ぎ，息切れや疲労などの症状の改善につながります．

歩き出す前に息を吸います．
息を吐きながら「1，2，3，4」と4歩進み，息を吸いながら「1，2」と2歩進み，
また息を吐きながら「1，2，3，4」と4歩進みます．

これを繰り返して歩きます．

● 息を吐きながら4歩進めず苦しい場合は，3歩で息を吐き1歩で息を吸う，または，2歩で吐き1歩で吸うなどに変え，無理に合わせずに，呼吸に合うテンポで歩きましょう．

● 初めは短い距離で休止を入れながら，徐々に休止を入れる間隔を延ばしていきます．

● 速く歩くことではなく，どれだけ長く歩けるかが大切です．

● パルスオキシメータで酸素飽和度をみながら歩きましょう．酸素飽和度が下がっても，パニックにならないように呼吸をゆっくり整えましょう．

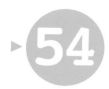 階段歩行
（全身持久力トレーニング）

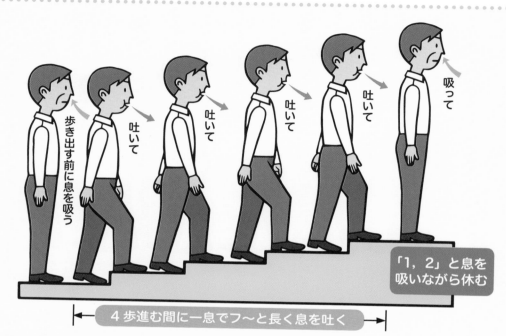

4歩進む間に一息でフ〜と長く息を吐く

「1，2」と息を吸いながら休む

階段昇降は呼吸と足の動きを同調させておこないます．
手すりに手を添えて，最初に息を吸い，息を吐きながら上り始めます．

「1，2，3，4」と息を吐きながら4段上ります．
「1，2」と息を吸いながら休みます．

● 息を吐きながら4段進めない場合は，2段上りながら息を吐き，いったん止まって息を吸いましょう．

● できる場合は，「1，2，3，4」と息を吐きながら4段上り，「1，2」と息を吸いながら2段上りましょう．

● 息切れが生じたり，酸素飽和度が下がったら，後足に体重をかけて休み，呼吸をゆっくり整えましょう．

● 手すりにつかまって腕の力で体を引き上げると，かえって息苦しくなってしまうので，体を前に移動しながら上りましょう．

● 酸素ボンベを持って階段を上らなければならないときは，リュックなどを利用しましょう．

● 階段を下りるときは平地歩行と同様に，息を吸うときも2段下ります．

JCOPY 498–06732

6

栄養療法
について

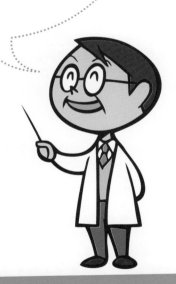

55 栄養療法

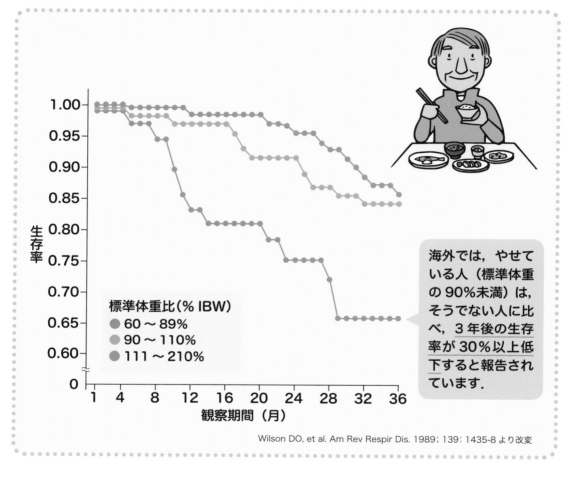

海外では, やせている人（標準体重の 90％未満）は, そうでない人に比べ, ３年後の生存率が 30％以上低下すると報告されています.

Wilson DO, et al. Am Rev Respir Dis. 1989; 139: 1435-8 より改変

● 呼吸器病の患者さんでは栄養管理・栄養療法がとても大切です.

● COPD 患者さんは, ①肺がうまく換気できずに呼吸筋の仕事量が増加する, ②食事量が低下する・胃腸の働きが低下する, ③抑うつ状態になる, ④動かないことにより筋肉が萎縮する, ⑤食事時の呼吸の乱れや誤嚥などのために食欲が低下する, などにより, 食欲が低下したり食べたものの吸収が悪くなってやせやすくなります.

● COPD 患者さんがいったんやせると, 呼吸筋や下肢筋などの筋量が減少し, 筋力が低下し, 息切れや倦怠感が増加し, さらにやせるという悪循環が形成されます.

● やせ過ぎの COPD 患者さんでは, 呼吸不全になりやすく, 改善しにくいので入院期間が長くなり, 余命が短くなることが報告されています.

● １日３食しっかりと食事をして十分なエネルギーや栄養素をとりましょう.

▶ 56 食事中の息切れ緩和の方法（栄養療法）

食欲不振	エネルギーの高い食事から食べる 可能なかぎり好きな食物を取り入れる 食事回数を増やす 呼吸器疾患と栄養の意義を理解させる 食べられる量を一皿に盛り分ける 栄養補助食品の利用
すぐに満腹	エネルギーの高い食事から食べる 食事中の水分摂取を控える，炭酸飲料は避ける 冷たい食事のほうが満腹感が少ない
息切れ	食事の前の十分な休息をとりゆっくりと食べる 気管支拡張薬の使用，食前の排痰 咀嚼中の口すぼめ呼吸，食事中の姿勢，軽い食器の利用 食事中の酸素吸入量の検討
疲労感	食事前の十分な休息 食事の準備に手間をかけない 食事中の動作の単純化 疲労感の少ない時間帯にできるだけ食べる
満腹感	息切れを緩和して，空気の嚥下をさける 少量ずつ回数を増やす 急いで食べない ガスを産生する食べ物，食材をさける
便秘	適度な運動と繊維質の多い食事
歯周病	適切な歯科の治療，口腔ケア

（野村浩一郎．栄養療法．In: 高橋仁美，他編．動画でわかる呼吸リハビリテーション．東京: 中山書店; 2006．p.154）

● 食事するにも十分な酸素とエネルギーが必要になります．

● 上の表を参考にして，食事中の息切れが減って楽に食事できるように工夫してください．

● それでも食べられないときは，栄養補助食品（次頁）も利用して，栄養必要量を満たすように努力しましょう．

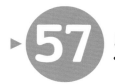

57 栄養補充療法

形態	商品名	形態	商品名
液体タイプ	エンシュア H プルモケア テルミールミニ テルミールミニα グランケア カロリアン L ミニ エネプラス ヒアロケア アクトケア MA ポチ	おやつ	【アイス】アイスで元気 【ゼリー】マクトンプチゼリー 【プリン】ソフトカップ 【ムース】アガロリー 【ゼリー】アガロリー 【ようかん】マクトンようかん 【ケーキ】パーフェクトプラス 【ビスケット】マクトンビスキー
とろみタイプ	テルミールソフトミニ	おかず	【テリーヌ】やわらかカップ 【スープ】スープで元気 【ムース】
ゼリードリンク	アミノバイタル カロリーメイト ウィダーインゼリー	その他	粉あめ 【粉末食品】アミノバイタル

(野村浩一郎. 栄養療法. In: 高橋仁美, 他編. 動画でわかる呼吸リハビリテーション. 東京: 中山書店; 2006. p.154)

● 近年，さまざまなすぐれた栄養補助食品が販売されています．

● 食事で必要な栄養素の摂取困難な場合や，低体重，進行性の体重減少が認められる場合には，通常の食事に上の表のような栄養補助食品を加えた栄養補充療法を考えます．

● いろいろなタイプや味があるので，患者さんの味覚や食感に合うものを選びましょう．

● 栄養補助食品は保険適用となる場合もあるので，必ず医師や管理栄養士などに相談のうえで検討してください．

JCOPY 498-06732

7
酸素療法と薬物療法について

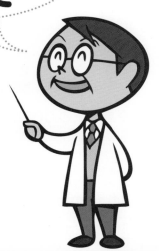

▶58 在宅酸素療法（1）

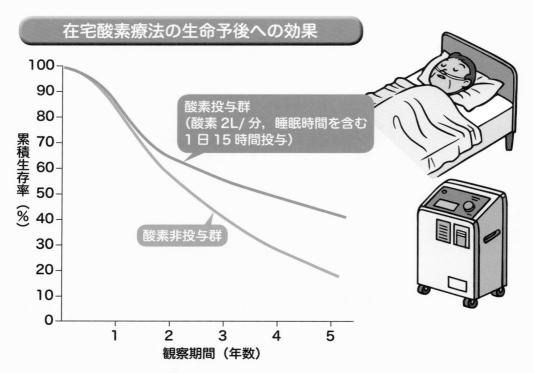

在宅酸素療法の生命予後への効果

酸素投与群
（酸素 2L/ 分，睡眠時間を含む
1 日 15 時間投与）

酸素非投与群

累積生存率（%）

観察期間（年数）

対象：70 歳以下の COPD 患者 87 例
1 日 15 時間在宅酸素療法を行うと，酸素非投与群に比較して累積生存率は改善される．
(Medical Research Council Working Party. Lancet. 1981; 1: 681-6)

● COPD では，肺のガス交換の働きが著しく低下し，血液中の酸素が不足した状態（呼吸不全）になることがあります．その不足した分を補うため，酸素を吸入するのが「酸素療法」です．

● 酸素療法を，自宅で実施することを「在宅酸素療法（HOT）」といいます．全国で約15 万人の方が在宅酸素療法をおこなっています．

● 酸素療法をおこなうと，心臓をはじめとしたさまざまな臓器の負担が軽減され，酸素療法をおこなわない場合より長生きできることがわかっています．

● 酸素療法で，酸素不足としての頭痛，イライラ，注意力低下，記憶力低下などの症状も改善します．

● 在宅酸素療法で，生活の質や運動能力の改善，増悪による入院を減らすなどの効果もあり，酸素を吸入しながら積極的に活動し，生活を楽しめます．

JCOPY 498-06732

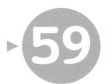

59 在宅酸素療法（2）

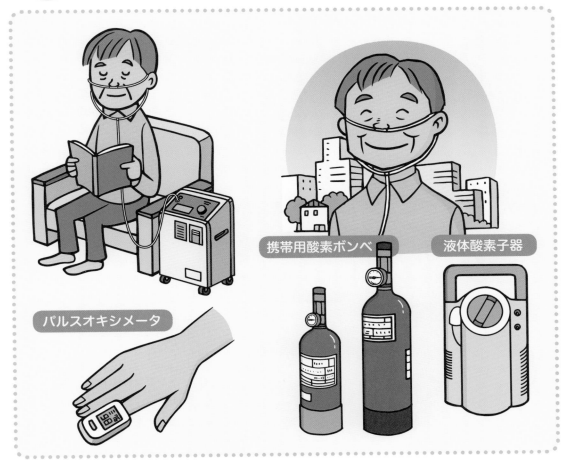

パルスオキシメータ

携帯用酸素ボンベ

液体酸素子器

● 在宅酸素療法では，①自宅で酸素濃縮装置を使用し，外出時には携帯用酸素ボンベを用いる方法と，②自宅で液体酸素装置から酸素を吸入し，外出時には子容器に液体酸素を充填し，吸入する方法の2種類があります．患者さんのライフスタイルに合わせていずれかを選びます．

● 在宅酸素療法に使用する機器は医療機関からレンタルされ，機器の設置，緊急時対応，メンテナンスは在宅酸素療法の事業者がおこない，これらの費用にも保険が適用されています．

● 動脈血酸素飽和度（SpO_2）90% 以上，または，動脈血酸素分圧（PaO_2）60Torr 以上になるように，パルスオキシメータで血液中の最適な酸素量を把握し，処方流量を調整します．

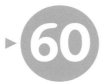

60 在宅酸素療法（3）
酸素流量と吸入酸素濃度

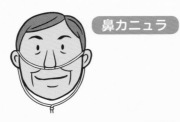

鼻カニュラ

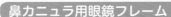

鼻カニュラ用眼鏡フレーム

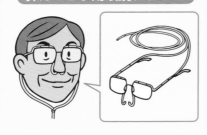

リザーバー付カニュラ

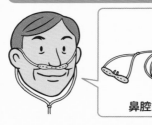

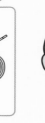

鼻腔式

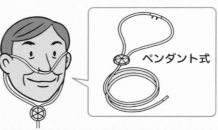

ペンダント式

	酸素流量（L/分）	吸入酸素濃度（%）
鼻カニュラ	1	24
	2	28
	3	32
	4	36
	5	40
	6	44
酸素マスク	5～6	40
	6～7	50
	7～8	60
リザーバー付酸素マスク	6	60
	7	70
	8	80
	9	90
	10	99

● 酸素療法の開始基準は，室内空気吸入下の PaO_2 が 55 Torr 以下あるいは SpO_2 が 88％以下の人，または PaO_2 が 60 Torr 以下で睡眠時や運動時に低酸素血症になる人で，医師が在宅酸素療法を必要であると認めた場合です．酸素吸入量は PaO_2 が 60 Torr 以上あるいは SpO_2 が 90％以上になるように決めます．

● 運動時は多量の酸素を必要とすることが多く，運動中は酸素吸入量を増やすことがあるので，医師の指示にしたがってください．

● 通常は鼻カニュラを用いて鼻から酸素を吸入します．装着が簡便で圧迫感や閉塞感がなく，酸素吸入をしながら食事や会話ができます．

● 鼻カニュラの見た目が気になる場合は，眼鏡フレームの利用や無色カニュラの使用が可能です．

● リザーバー（酸素節約機能）付カニュラを使用することによって，酸素流量を節約することができます．

JCOPY 498-06732

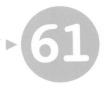 在宅酸素療法（4）
外出時の注意点

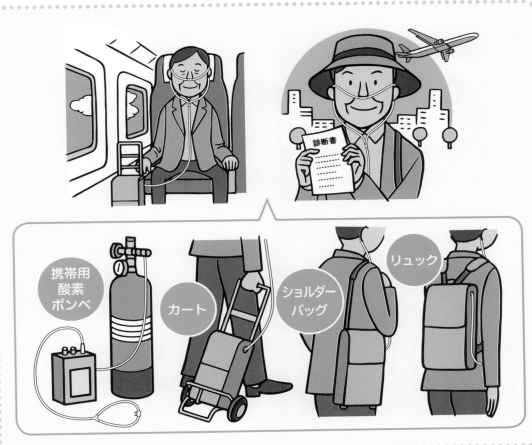

- 携帯用酸素ボンベはタイヤのついたカートや，ショルダーバッグ，リュックなどの専用のバッグで持ち運びます．
- 呼吸同調酸素供給調節器を取り付けると，酸素が効率的に供給されるため使用時間を2〜3倍に増やせます．
- 酸素残量，電池残量を確認しましょう．
- 緊急時の連絡先（病院・訪問看護ステーション・HOT 事業者など）を携行しましょう．
- 飛行機内への酸素機器の持ち込みには医師の診断書が必要であり，事前に航空会社へ問い合わせが必要です．
- 機内では標高 2,500m 相当の気圧になるので，事前に医師に相談し機内での酸素流量を確認しておきましょう．
- 宿泊先を HOT 事業者に連絡し，酸素供給器の設置，必要量の酸素ボンベを準備しましょう．
- 持参する書類などを確認しましょう（保険証のコピー，身体障害者手帳，診断書など）．

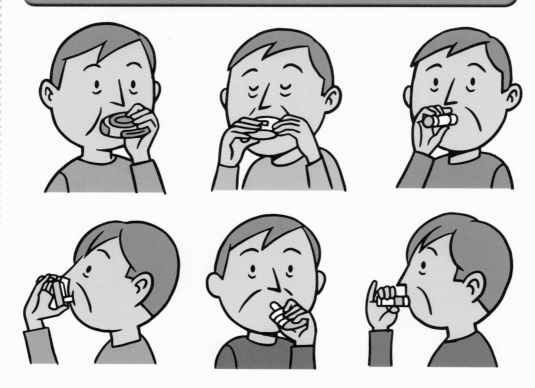

吸入薬の種類

● それぞれの呼吸器病には特徴的な薬物療法があります．

● COPD の薬物療法は気管支拡張薬が中心です．気道を広げて空気の通りが良くなり，呼吸困難を軽くします．

● 気管支拡張薬には貼付薬や内服薬もありますが，通常，気管支にだけ作用して全身の副作用がおこりにくい吸入薬を主に使います．エアゾール，ドライパウダー，ソフトミストインヘラーなどです．

● 吸入薬は誤った方法で使用すると効果が下がるため，医師の指示のもと正しく使用しましょう．

● 吸入後に口やのどに薬が残り，のどの違和感などの副作用がおこることがあるので，吸入後は必ずうがいをして，口やのどに残っている薬剤を洗い流しましょう．

8

急性増悪と
その予防
について

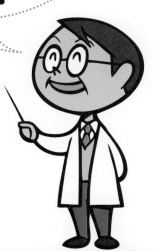

▶63 COPD 増悪の予防

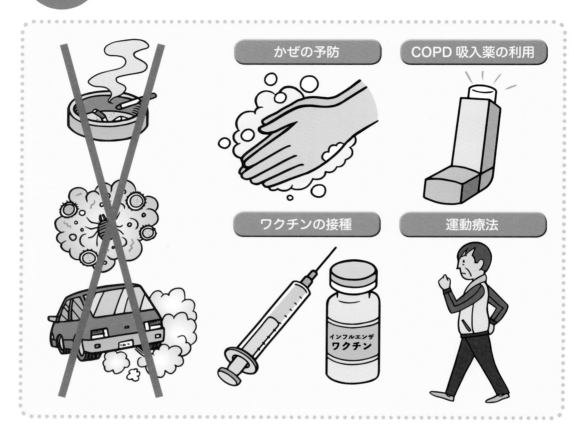

かぜの予防

COPD 吸入薬の利用

ワクチンの接種

運動療法

- かぜやインフルエンザなどの呼吸器の感染症などをきっかけに，呼吸困難などの症状が悪化して，いつもの治療で改善せず，治療内容を変更する必要がある状態を COPD の「増悪」といいます．

- 日常生活の工夫で増悪を避けることによって，入院や緊急受診を避けるだけでなく，全身状態の悪化や体力の低下を防ぐことができます．

- COPD の増悪の予防には，①かぜの予防，②インフルエンザワクチンと肺炎球菌ワクチンの接種，③ COPD 吸入薬の利用，④運動療法があげられます．

- さらに，室内ではタバコの煙，ハウスダスト，強い香水，室外ではバーベキューなどの煙，排気ガス，気温の変化なども，増悪を引きおこすとされています．

- 外出時には服装やマスクで気温変化に対応したり，うがい，手洗い，十分な睡眠時間の確保をすることが大切です．

- また，増悪を早期に察知するように心がけ，察知した場合は医師の事前の指示にしたがって適切に薬剤を使用したり，早めに受診することも重要です．

JCOPY 498-06732

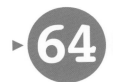 **COPD 増悪の診断と管理**

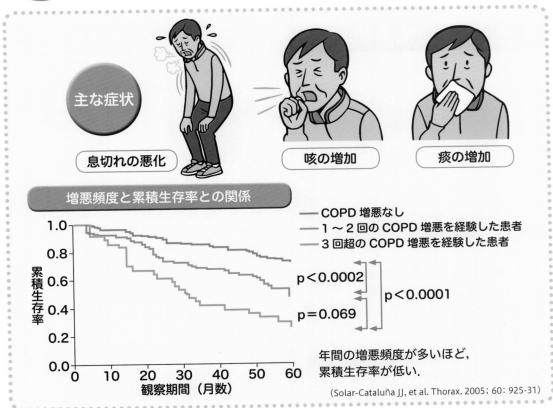

主な症状

息切れの悪化　　咳の増加　　痰の増加

増悪頻度と累積生存率との関係

― COPD 増悪なし
― 1〜2 回の COPD 増悪を経験した患者
― 3 回超の COPD 増悪を経験した患者

累積生存率

観察期間（月数）

$p < 0.0002$

$p = 0.069$

$p < 0.0001$

年間の増悪頻度が多いほど，
累積生存率が低い.

(Solar-Cataluña JJ, et al. Thorax. 2005; 60: 925-31)

● COPD 患者で，①息切れの増加，②痰の増加，③膿性痰，のうち 2 つの症状があれば「増悪」です.

● COPD 患者で，①息切れの増加，②痰の増加，③膿性痰，のうち 1 つの症状に加えて，㋑ 5 日以内の上気道感染，㋺他に原因のない発熱，㋩喘鳴の増加，㊁痰の増加，㋭呼吸数と心拍数の 20％の増加，のうち 1 つの症状があれば，「増悪」です.

● COPD は増悪のたびに段階的に悪化することが知られています. いったん増悪をおこすと，命にかかわることがあります. また，症状や呼吸機能の低下は回復までに 1 カ月以上を要する場合があります. このような事態を避けるためには，「増悪を繰り返さない」「増悪がおきたら早めに対応する」ことが重要です.

● 日常生活の工夫で増悪を避けることによって，入院や緊急受診を避けるだけでなく，全身状態の悪化や体力の低下を防ぐことができます.

65 うがいの方法

8．急性増悪とその予防について

口腔ケアのうがい

「ブクブクうがい」を中心に行います

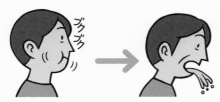

水またはうがい液を口に含み，唇を閉じて頬の筋肉を動かし，「ブクブク」とします．

冷たいうがい液が口中で温かく感じてきたら，吐き出してください．

うがいをすると，食べ物のカスやたまった粘膜などが洗い流されるので，口の中がさっぱりします．近年は口腔内を清潔に保つことで，肺炎予防への期待も高まっています．

※健康な人には簡単なうがいも，高齢者では誤嚥の危険があるため注意が必要です．

感染対策のうがい

上を向いて喉の奥を洗う「ガラガラうがい」

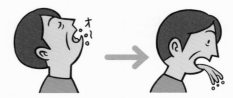

うがい液を口に含み，上を向いて，「オ～」と発声してうがいをします（声が震えはじめると，口蓋垂の奥へ届いている証拠です）．

冷たいうがい液が口中で温かく感じてきたら，吐き出してください．

https://pro.saraya.com/kansen-yobo/gargle/

- 気温が低く空気が乾燥すると，粘膜の表面が傷つき，繊毛運動が弱くなったり止まったりして，ウイルスが侵入しやすくなります．

- ていねいにうがいをしましょう．うがいには，口を閉じてほおをふくらませておこなう「ブクブクうがい」と上を向いて喉の奥を洗う「ガラガラうがい」があります．前者は口腔ケアのうがい，後者は感染対策のうがい，になります．

- 具体的なうがいの効果としては，適度の刺激が粘液の分泌や血行を盛んにする，のどに潤いを与え粘膜の働きが弱まるのを防ぐ，ホコリなどを粘液とともに上気道から洗い流す，口腔粘膜への細菌の付着を抑えて定着しにくくする，咳を抑え痰を除去する，のどの痛みを抑える，口臭の元になる汚れを除き口臭の発生を防ぐ，かぜの予防効果が実証されている，があります．

- さらに，うがい薬を使用すると，のどや口腔を消毒する，口腔内を殺菌・消毒し虫歯を予防する，さわやかな後味が口腔内に清涼感を与え口臭を抑える効果があるとされています．

JCOPY 498-06732

66 手洗いの方法

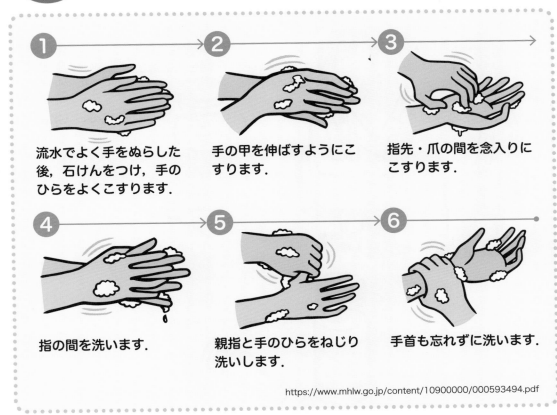

① 流水でよく手をぬらした後，石けんをつけ，手のひらをよくこすります．

② 手の甲を伸ばすようにこすります．

③ 指先・爪の間を念入りにこすります．

④ 指の間を洗います．

⑤ 親指と手のひらをねじり洗いします．

⑥ 手首も忘れずに洗います．

https://www.mhlw.go.jp/content/10900000/000593494.pdf

- 新型コロナウイルスを含む感染症対策の基本は，手洗いやマスクの着用を含む咳エチケットです．

- ドアノブや電車の吊り革など様々なものに触れることにより，自分の手にもウイルスが付着している可能性があります．

- 外出先からの帰宅時，調理の前後，食事前などこまめに手を洗いましょう．

- 手洗いの前に，爪は短く切っておきましょう．

- 手洗いの前に，時計や指輪は外しておきましょう．

- 具体的な手洗いの方法を上の図で示します．石けん（アルコール手指消毒薬でも可）で洗い終わったら，十分に水で流し，清潔なタオルやペーパータオルでよく拭き取って乾かしましょう．

8●急性増悪とその予防について

67 ワクチン接種

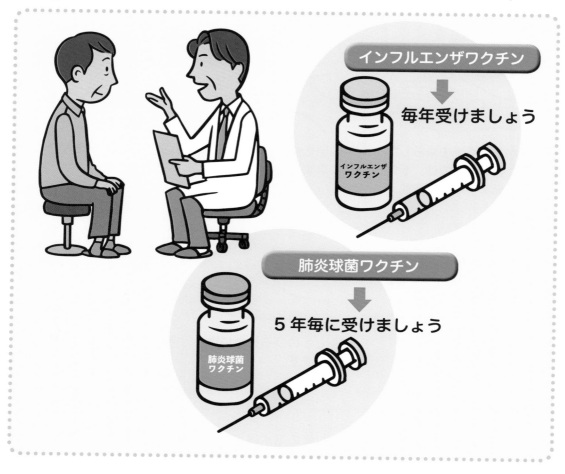

インフルエンザワクチン

毎年受けましょう

インフルエンザワクチン

肺炎球菌ワクチン

5年毎に受けましょう

肺炎球菌ワクチン

● COPD 患者さんではインフルエンザをきっかけに増悪をおこしたり，インフルエンザや肺炎にかかると重症化してしまう患者さんがいます．これらを予防するためにワクチンを接種しましょう.

● インフルエンザワクチンは，COPD の増悪による死亡率を約 50％低下させるので，すべての COPD 患者さんに接種が勧められます.

● 肺炎球菌ワクチンは高齢者の肺炎発症を減らし，65 歳未満の %FEV$_1$ が 40％ 未満の COPD 患者さんの肺炎を減少させます.

● インフルエンザワクチンと肺炎球菌ワクチンの併用により，インフルエンザワクチン単独に比較して，COPD の感染症増悪の頻度が減少します.

JCOPY 498-06732

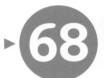

68 新型コロナウイルスの感染が疑われる人がいる場合

家庭内での注意事項 （日本環境感染学会とりまとめ）

❶ 感染者と他の同居者の部屋を可能な限り分ける

❷ 感染者の世話をする人は，できるだけ限られた方（1人が望ましい）にする

❸ できるだけ全員がマスクを使用する

❹ 小まめにうがい・手洗いをする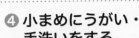

❺ 日中はできるだけ換気をする

❻ 取っ手，ノブなどの共用する部分を消毒する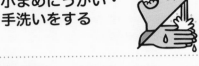

❼ 汚れたリネン，衣服を洗濯する

❽ ゴミは密閉して捨てる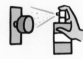

https://www.mhlw.go.jp/stf/seisakunitsuite/newpage_00009.html

● ご家族に新型コロナウイルスの感染が疑われる人（以下，感染者）がいる場合，同居のご家族は上の❶～❽の点に注意してください.

● タオル（トイレ，洗面所，キッチンなど），衣類，食器，箸・スプーンなどは共用しないでください. ただ，感染者のものを分けて洗う必要はありません.

● 感染者が別の部屋で生活していても，トイレ，洗面所，浴室などを共用すると思います. トイレや洗面所の清掃をこまめに行いましょう. 清掃は，市販の家庭用洗剤を使用し，すすいだ後に，0.1％の次亜塩素酸ナトリウムを含む家庭用消毒剤を使用します.

● ウイルスは物についてもしばらく生存しているため，ドアの取っ手やノブ，ベッド柵にウイルスがついている可能性があります. 0.1％の次亜塩素酸ナトリウム（薄めた漂白剤）で拭いた後，水拭きするか，アルコールで拭きましょう.

▶ 69 咳エチケットとマスク

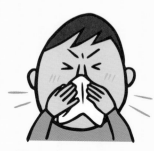
ティッシュ・ハンカチ
などで口や鼻を覆う

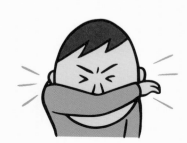
上着の内側や袖で覆う

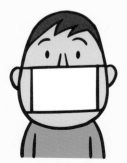
マスクを着用する

自作マスクで気をつけること

口をしっかり塞ぐこと
で，飛沫（くしゃみな
どの飛び散り）を防ぐ
効果があります．

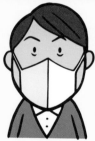
口と鼻を
しっかり覆う

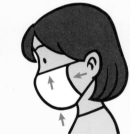
できるだけ
密着させる

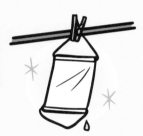
毎日手洗いし
清潔にする

● インフルエンザをはじめとして，咳やくしゃみの飛沫により感染する感染症は数多くあります．

●「咳エチケット」は，これらの感染症を他人に感染させないために，個人が咳・くしゃみをする際に，マスクやティッシュ，ハンカチ，袖を使って，口や鼻をおさえることです．

● 口と鼻を覆ったティッシュは，すぐにゴミ箱に捨てましょう．

● マスクは，正しくつけましょう．すなわち，鼻からあごまでを覆い，隙間がないようにつけましょう．

● マスクは症状ある人が飛沫によって他人に感染させないために有効です．

● マスクの表面は汚れていると考えて触らないようにしましょう．触ってしまったら手洗いしましょう．

JCOPY 498-06732

70 "3つの密"を避ける

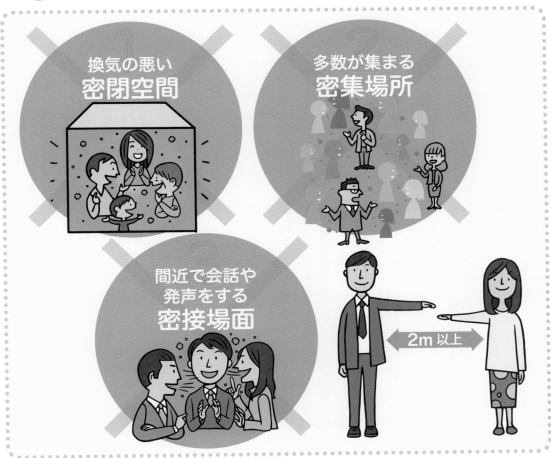

換気の悪い
密閉空間

多数が集まる
密集場所

間近で会話や
発声をする
密接場面

2m 以上

● 新型コロナウイルスへの対策でもおなじみですが，クラスター（集団感染）の発生を防
止することが大切です．感染をしない，させないために，「3つの密」を避けることが
大切です．

● 特に「3つの密」が同時に重なる場では，感染を拡大させるリスクが高いと考えられて
います．

● また，人との距離（ソーシャル・ディスタンシング）をお互いに手を伸ばしたときの距
離，2m 以上とることも大切です．

● 日常生活では，部屋をこまめに換気しましょう．また，換気が悪く，人が密に集まって
過ごすような空間に集団で集まることは避けてください．

9

日常生活の工夫
について

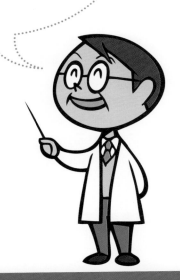

71 息苦しくなりやすい動作を知りましょう

重要! 自分がどんな動きをしたときに息苦しさを強く感じるかを知りましょう

腕を肩より高く上げる動作

例
- 洗髪 ● 洗濯物を干す
- 洋服の着脱
- 高い棚の物を取るなど

理由 胸郭の動きを制限する

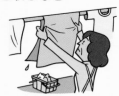

前かがみ（前屈姿勢）になり，腹部を圧迫する動作

例
- しゃがむ
- 靴，靴下，ズボンをはく
- 物を拾う ● 足を洗うなど

理由 呼吸に最も重要な横隔膜や腹部の筋肉の動きを制限する

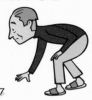

一時的に息を止める動作

例
- 排便 ● 洗顔 ● 食事
- 重い物を持ち上げる
- おしゃべりをするなど

理由 息止め後の呼吸調節に時間を要し，呼吸のペースが乱れる

腕を使って繰り返す動作

例
- 歯磨き ● 窓ふき
- からだを洗う
- 掃除機をかけるなど

理由 リズムがついて動作が速くなりやすい

上記のような動作はできるだけ避けましょう！

- 呼吸器病患者さんでは，特定の動作で息苦しくなったり，低酸素になったりすることがあります.

- 息苦しさは日常の生活を制限するだけでなく，息切れのある苦しい動作を続けたり，低酸素になると肺や心臓に負担がかかり，増悪をおこしてしまうことがあります.

JCOPY 498-06732

72 息苦しい動作をするときの対処法を知りましょう

> **重要！** エネルギーの消費をおさえて，効率の良い動作を心がけましょう．
> 息切れを起こさない工夫をすることで，より快適な生活を続けましょう．

息苦しさを生じやすい動作は**息を吐きながら**おこなう

動作を**遅くしたり**，動作の途中に**休憩を入れる**

無駄な動きがないかを見直し，**必要のない動きは省く**
（例：何度も行き来するのは避け，一度で用事を済ませるようにする）

息苦しいと感じる**動作方法を見直し**，変更する
（前ページの「息苦しくなりやすい動作」をできるだけ避ける）

効率よく動けるように**生活環境を整備**する
（道具の利用，居住環境の整備など）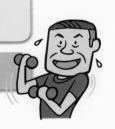

筋力，持久力をつける

● 動作に呼吸を合わせるのではなく，呼吸に動作を合わせゆっくりおこないましょう．

● 息を吐くときはエネルギー消費が少ないので，その分動作が楽にできます．

● 息を吐きながら動作をおこない，動作の途中で休みを入れて呼吸を整えましょう．

● 1つの動作が完了したら，動作前の安静状態に戻してから次の動作に移りましょう．

● 習慣や癖などによる無駄な動きを少なくし，効率よく動作をおこないましょう．

● 思い切って息苦しいと感じる動作方法を変えてみるなど，動作の工夫も大切です．

● 便利グッズや福祉用具の導入，家の中の動線を見直すことで動作が楽になります．

● 呼吸リハビリで筋力や持久力がつくと息苦しかった動作でも楽にできるようになります．

73 着替え～服を着るとき～

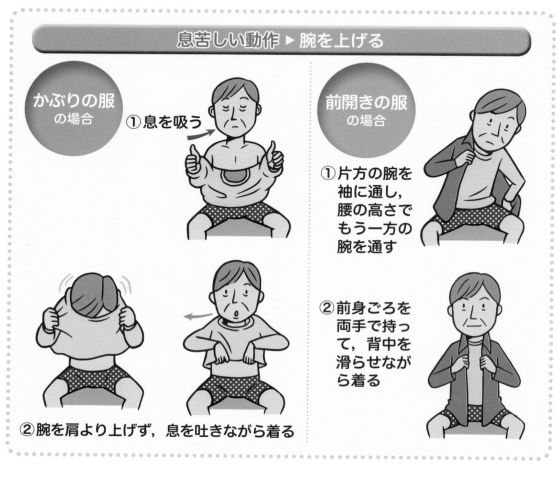

息苦しい動作 ▶ 腕を上げる

かぶりの服 の場合

①息を吸う

②腕を肩より上げず，息を吐きながら着る

前開きの服 の場合

①片方の腕を袖に通し，腰の高さでもう一方の腕を通す

②前身ごろを両手で持って，背中を滑らせながら着る

● いすに座り，衣類は机の上など手元に置き，かがまなくても取れるようにしましょう.

● 腕を肩よりあげる動作は息苦しくなるので，腕を肩より上に上げないようにして服を着ます. すなわち，口すぼめ呼吸で息を吐きながら，腕を少しだけ上げるようにしましょう.

● 息切れが強いときは，かぶりの服より，腕を上げないで着ることができる前開きの服を選ぶようにしましょう.

● 服を着るときに腕をあまり上げなくてよいように，伸縮性があり，ゆったりした衣類を選びましょう.

※鼻カニュラはつけたままおこない，終わったら鼻カニュラを整えましょう.

74 着替え～ズボン・スカート・靴下～

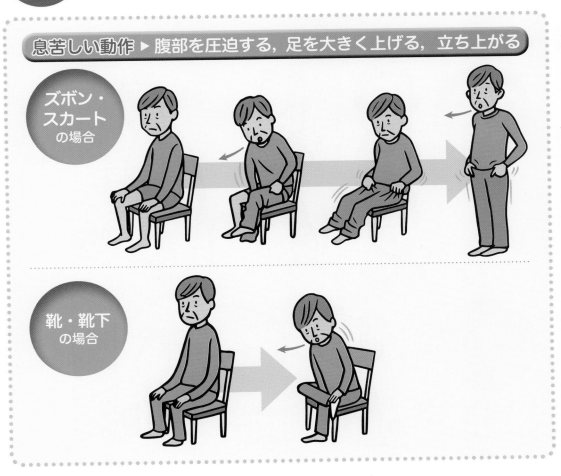

息苦しい動作 ▶ 腹部を圧迫する，足を大きく上げる，立ち上がる

ズボン・スカートの場合

靴・靴下の場合

● 前かがみだと息苦しくなるので，前かがみを避けていすに座っておこないましょう．

● 口すぼめ呼吸で息を吐きながら，片足ずつズボンをはきましょう．

● 両足を通し終えたら，座ったまま呼吸を整えましょう．

● 息を吐きながら立ち上がり，ゆっくり腰までズボン（スカート）を引き上げましょう．

● 再びいすに腰をおろし，呼吸を整えましょう．

● 靴下や靴をはくときは，太ももの上で反対の足を組むと，腹部を圧迫せずにはくことができます．靴下や靴をはくときも，息を吐きながらおこないます．

※玄関にもいすを置いておくと，靴をはくときに便利です．靴をはくときは，靴べらを使いましょう．

整容～歯みがき・洗顔・整髪など～

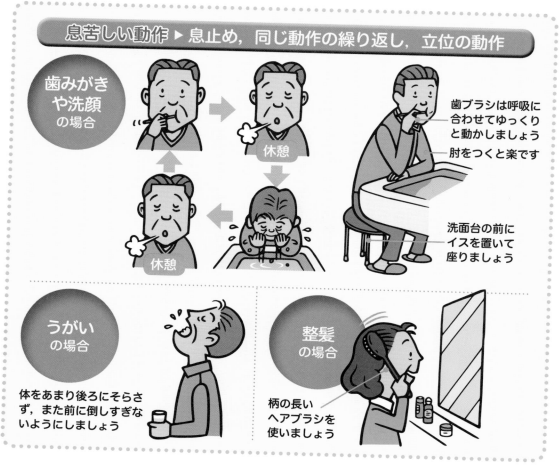

息苦しい動作 ▶ 息止め，同じ動作の繰り返し，立位の動作

歯みがき
や洗顔
の場合

休憩

休憩

歯ブラシは呼吸に
合わせてゆっくり
と動かしましょう

肘をつくと楽です

洗面台の前に
イスを置いて
座りましょう

うがい
の場合

体をあまり後ろにそらさ
ず，また前に倒しすぎな
いようにしましょう

整髪
の場合

柄の長い
ヘアブラシを
使いましょう

● 歯みがきや洗顔の際は，息を止めてしまったり，繰り返し同じ手での動作となるために
動作が速くなり，息苦しくなりがちです．

● 洗面台の前でおこなう場合は，いすに座り，肘を洗面台につき，呼吸に合わせてゆっく
り歯ブラシを動かしましょう．電動歯ブラシを使用すると繰り返しの動作がなく，息苦
しくなく歯みがきができます．

● 洗顔のときは，口すぼめ呼吸をおこない，息を吐きながらおこないましょう．

● 整髪の際は，柄の長いヘアブラシを使うと，腕を上げずにおこなえます．

● うがいをするときは，体をあまり後ろにそらさず，また前に倒しすぎて腹部を圧迫しな
いようにし，途中で休みを入れながらおこないましょう．

※鼻カニュラはできるだけはずさずに洗顔しましょう．

JCOPY 498-06732

76 排尿・排便

息苦しい動作 ▶ 息止め，腹部圧迫

呼吸を整え
ゆっくり休む

口すぼめ呼吸でゆっくり
息を吐きながら徐々に力
を入れる．息を止めて無
理に力まない

排便後は，
ゆっくり休ん
でから後始末
する

前方に寄りかかるタイプの
折りたたみトイレ手すり

- 和式便器は腹部圧迫姿勢と立ち上がり動作が息切れを生じるため，なるべく洋式便器にしましょう．

- 便器に座ったらまず休憩しましょう（トイレまでの移動で疲労）．

- 排便のとき力んで息を止めてしまいがちです．呼吸に合わせて，息を吐きながら力む（呼吸を乱さないように徐々にゆっくり腹圧をかける）方法を繰り返します．

- 排便後は，息を整えてから後始末するか，洗浄式洋式トイレを使用すると姿勢も楽で息切れしにくいです．

- 日頃から水分摂取や消化のよい食事の工夫で，無理なく排便ができるようにしましょう．

- 疲労防止に前方に寄りかかるタイプのトイレの姿勢保持手すり（福祉用具）も便利です．

※短時間でも鼻カニュラはつけたまま，トイレに行きましょう．
※酸素を使用している場合，酸素の流量は労作時と同じ流量にしましょう．

77 測定データ
（排尿・排便時の低酸素）

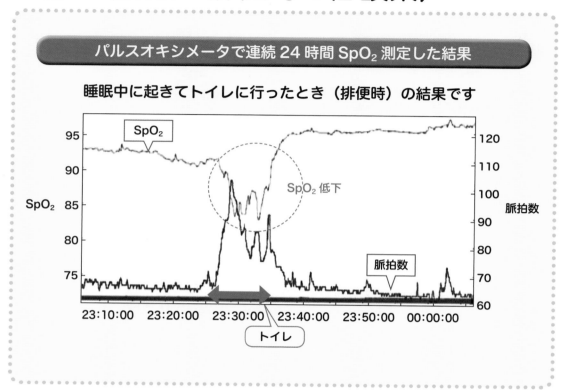

パルスオキシメータで連続 24 時間 SpO₂ 測定した結果

睡眠中に起きてトイレに行ったとき（排便時）の結果です

- 排便のために力むと酸素消費が増えるので，呼吸数や心拍数が増え，肺や心臓に負担がかかります．

- 排便時に力むと，SpO₂ が低下することがあります．力まないでも排便できるように，普段から便秘にならないような工夫をしましょう．　必要なときには医師に相談し，緩下剤を処方してもらいましょう

- トイレは洋式の方が和式よりも心臓への負担が軽くなります．尿意も便意もがまんすると心臓に負担となります．

- 冬のトイレの寒さは血圧を変動させ，心臓発作を誘発することがあります．トイレを暖かくしておくなど，温度変化をできるだけなくすようにしましょう．

JCOPY 498-06732

▶78 入浴・洗髪

息苦しい動作 ▶ 腹部を圧迫する，腕を上げる，同じ動作の繰り返し，多様な動作（立ち座り・またぐ）

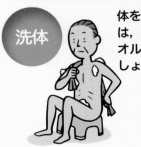

洗体

体を洗うときは，長めのタオルを使いましょう

足を洗うときは，片方ずつ膝に乗せて洗いましょう

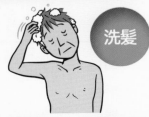

洗髪

首を傾けて，半分ずつ片方の手で洗いましょう

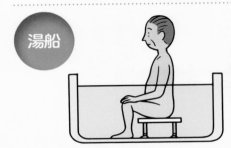

湯船

お湯の高さをみぞおちくらいにするか，湯船の中にいすを置きましょう

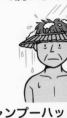

シャンプーハットを使用すると，顔にお湯がかからずに髪を洗うことができます

- 酸素を使用している場合は，鼻カニュラをつけたまま入浴しましょう．酸素の流量は，労作時と同じ流量にしましょう．
- 脱衣室にいすを置いて，座って休み休み着替えましょう．かぶりの服を着るときやズボンをはくときの呼吸方法を思い出しておこないましょう．
- 浴室では高めの浴用いすに座り，洗面器を台の上に置くことで前かがみ姿勢を避けましょう．
- からだをゴシゴシ洗う動作は，息を止めがちになったりリズムが速くなり，呼吸が乱れて息苦しくなってしまうので，口すぼめ呼吸をおこない，息を吐きながら洗いましょう．
- 動作に呼吸を合わせるのではなく，呼吸に動作を合わせましょう．
- 湯船をまたぐときは，口すぼめ呼吸で息を吐きながらおこないます．お湯につかっている間も口すぼめ呼吸をおこないましょう．
- タオルを2枚つなげるなどして長めのタオルを使うと，楽な姿勢で背中を洗うことができます．
- 少し首を傾けると腕を高く上げずに洗髪できます．またシャンプーハットを使用すると腹部を圧迫しないで髪を洗えます．
- 入浴後は脱衣所のいすで休憩してから，タオルで体を拭いて着替えましょう．

79 測定データ（入浴・洗髪のときの低酸素）

パルスオキシメータで連続 24 時間 SpO$_2$ 測定した結果

シャワー浴をしたときの結果です

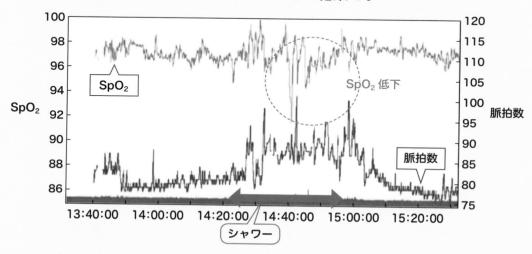

SpO$_2$（赤）が一時 91％まで下がり，シャワー中は常に脈拍数（青）が多くなっています．シャワー浴前後の着替えも影響します．

対処法は？

前項の動作の工夫を参考にしてください．髪や体を洗うときはゆっくりとおこないましょう．

- 入浴やシャワー浴では，熱い湯に浸かると血圧が上がり，心臓や肺への負担が大きくなるので，40℃未満のぬるめの湯に入りましょう．

- 湯気で息苦しくなるときは，こまめに蛇口やシャワーを止めたり浴室の換気をしましょう．

- 入浴やシャワー浴では，SpO$_2$ が低下することもあります．低酸素状態にならないように医師に相談して酸素量を工夫しましょう．

- 入浴は食事の前に済ませ，前後には十分に水分補給をしましょう．

- 入浴後は湯ざめしないように寒暖の差に注意し，特に寒い時期には浴室や脱衣所を暖かくするなど工夫をしましょう．

- ぬるめの半身浴やシャワー浴のほうが疲れにくいです．

- 万が一に備えて，家の人がいるときに入るようにしてください．

JCOPY 498-06732

▶80 食事

> 息苦しい動作 ▶ 胃が膨れ横隔膜を圧迫，そしゃく（繰り返しかむ動作），食卓の姿勢（食器を持ち腕を浮かせる）

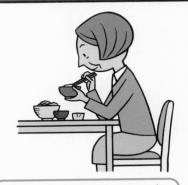

胃にガスが溜りやすい食物の例

キャベツ，玉ねぎ，豆類，ブロッコリー，とうもろこし，メロン，生のリンゴ，スイカ，大根，アスパラガス，ビール，炭酸飲料，ある種の果物ジュース，牛乳，キムチ，唐辛子，甘ったるいもの

食欲のないときのひと工夫

● 少量でカロリーが高く，高蛋白質の食品を多く摂りましょう．
● 好きな食品を食べ，テーブルの上などすぐに手の届く範囲におきましょう．
● 食欲がわくように，美味しそうな香りをつけた食べ物を用意する，メニューに変化をつける，食べ物の色・形を変えて盛りつけるなどの工夫をしましょう．
● 楽しい雰囲気をつくる（テーブルを飾る，軽音楽を流す，友人と食べる，屋外で食べる）．
● 手を加えてカロリーをあげる（マヨネーズ，粉チーズ，バター，ジャム，蜂蜜，ごま油・オリーブオイルなどを調理に加える）．
● 少量でカロリーの高いおやつを食べる（せんべい，和菓子，クッキー，カステラ，プリン）．
● 食べられないときはサプリメントを利用しましょう．

● 食事のときはたくさんのエネルギーを使います．ゆっくり，あわてずに飲み込みましょう．

● 食物をかむときは，息を止めずに鼻で呼吸するようにしましょう．

● 食卓で前かがみになって胸が圧迫されないように，背筋を伸ばすとともに，食卓の高さを調整して肘をついて食べると楽になります．

● 一度にたくさん食べて胃が膨れて横隔膜を圧迫しないように，腹八分目を心がけましょう．

● 胃の中でガスが発生したり，消化に時間がかかる食物，例えば炭酸飲料，油の多いもの・揚げ物などは，なるべく摂るのをさけましょう．

● 1日3食と決めず，少量を頻回に，疲労感の少ないときに摂りましょう．

● 食事中に息切れを感じるときは，かみやすい食物を選びましょう．

▶81 家事動作

炊事

- 休みながら作業できるように台所にいすを置きましょう.

- 腕を上げる動作やかがむ動作を避けるために，よく使うもの（食器・調味料・鍋など）は取りやすい高さに置きましょう.

- ゴシゴシ洗いを少なくするために，焦げつきにくい調理器具を使用しましょう.

- 電子レンジをうまく利用して簡単に手早く調理しましょう.

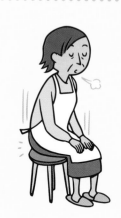

洗濯

- 洗濯機から重くなった洗濯物を取り出しやすくするため，洗濯ネットを利用しましょう.

- 洗濯カゴから直接洗濯物を取り出し干す動作の繰り返しを避けるために，あらかじめいすに座ってハンガーなど洗濯物をすべてかけてから，物干しにかけましょう.

- 洗濯物は呼吸に合わせてゆっくり物干しにかけましょう.

- 腕を高く上げないように，干しやすい高さの物干し用具を使用しましょう.

- 干すときにかがまなくていいように洗濯カゴは台などの上に置きましょう.

掃除

- 掃除機をかけるときは，足を前後に開き，体重を移動させながら掃除機をかけると手の動きが少なくてすみ，掃除機をかけるスピードも遅くなります.

- 座ってハンディー掃除機や粘着ローラーを使用するなど簡易な掃除用具を利用しましょう.

- 床の拭き掃除は床用モップなどを使用して，四つ這いを避けて立位でおこないましょう.

- 一度に全室掃除するのではなく，計画的に少しずつ分けて行うようにしましょう.

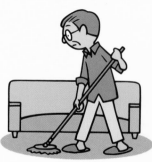

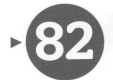 臥位で呼吸を楽にする方法 (パニックコントロール) ①

> 日常生活の動作の工夫や呼吸方法で息苦しさをコントロールしていても，どうしても息切れが強くなってしまったときに，あわてないように，息切れを楽にする姿勢を知っておきましょう．

臥位の場合

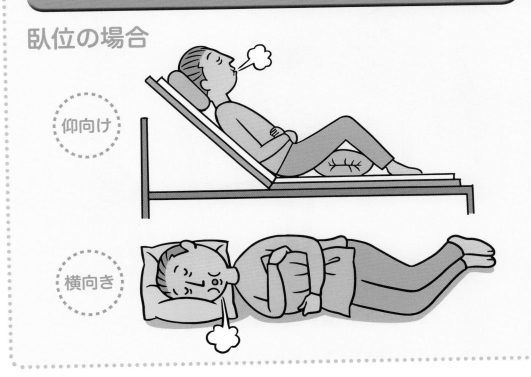

仰向け

横向き

● 仰向けのときは，頭を上げ，膝下に大きめの枕，クッション，掛け布団などを入れて膝を曲げられる姿勢をとると楽になります．

● 横向きのときは，枕やクッションを利用して，苦しくない向きで姿勢を安定させましょう．

＊姿勢がとれたら，手足の力を抜き，リラックスして口すぼめ呼吸，腹式呼吸を意識しながら，ゆっくり息を吐きましょう．

＊息切れは必ず回復してきます．ただ，慌てるとかえって息苦しさが強くなることもあるので，できるだけ落ち着いて呼吸を整えましょう．

83 座位で呼吸を楽にする方法（パニックコントール）②

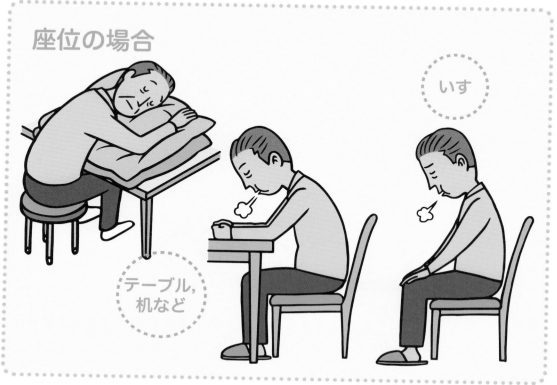

座位の場合

いす

テーブル, 机など

● テーブル，机などがあるときは，腕をのせ，肘をついて安定させます．

● 大きな枕，クッション，毛布など柔らかいものがあれば，テーブルや机の上に置き，うつぶせの姿勢をとりましょう．

● いすしかないときは，両手または両肘を膝の上にのせ，安定させます．腕を固定すると呼吸しやすくなり，また体を少し前かがみにすると横隔膜が動きやすくなります．

● 両足はしっかりと床につけ，安定させます．

＊姿勢がとれたら，手足の力を抜き，リラックスして口すぼめ呼吸，腹式呼吸を意識しながら，ゆっくり息を吐きましょう．

＊息切れは必ず回復してきます．ただ，慌てるとかえって息苦しさが強くなることもあるので，できるだけ落ち着いて呼吸を整えましょう．

JCOPY 498-06732

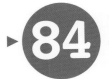 # 立位で呼吸を楽にする方法
（パニックコントール）③

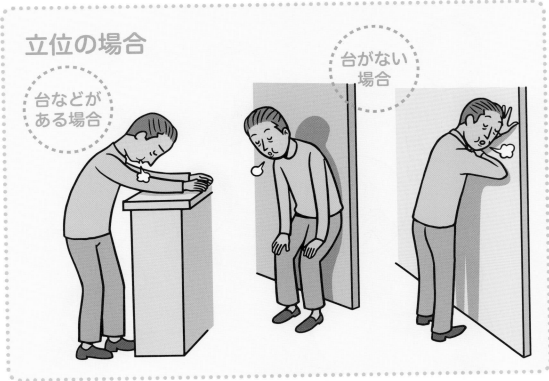

立位の場合

台などが
ある場合

台がない
場合

● 胸の高さぐらいの台などがある場合は，腕をのせて固定し，肘をついて安定させます．

● 台がないときは，壁に背中をもたれさせ，頭を下げます．両手を膝の上にのせ，腕を固定し安定させます．

● あるいは，壁に両手を重ね，両腕を固定し安定させます．両手の上に額または頭をおき，壁によりかかります．自分にとって楽な方の姿勢を選びましょう．

● 壁におく手が高すぎると息苦しさが増すので，気をつけましょう．

● 両足はしっかりと床につけ，安定させます．

＊姿勢がとれたら，手足の力を抜き，リラックスして口すぼめ呼吸，腹式呼吸を意識しながら，ゆっくり息を吐きましょう．

＊息切れは必ず回復してきます．ただ，慌てるとかえって息苦しさが強くなることもあるので，できるだけ落ち着いて呼吸を整えましょう．

85 毎日，体の状態をチェックしましょう

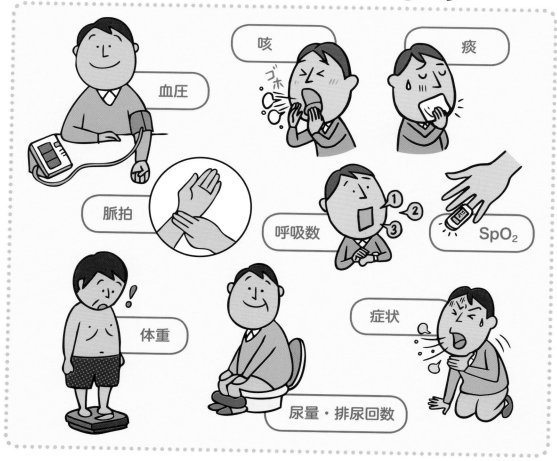

- 呼吸器病では自己管理が大切です．

- 毎日の咳，痰，呼吸数，SpO_2，脈拍・体重測定を習慣にしましょう．

- 呼吸不全になると，心臓にも負担が及び，全身の血液のめぐりが悪くなって尿が作られにくくなります．そのため，尿量や排尿回数が減少し，体重が増えます．

- 日々のできごととその日の体調を日誌に記録しておくと病状の悪化のサインを知ることができます．

JCOPY 498-06732

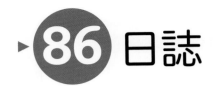
86 日誌

身体状態を自己管理するために療養日誌をつけましょう

日　誌

日　付 （　　年　　　月）	日 （月）	日 （火）	日 （水）	日 （木）	日 （金）	日 （土）	日 （日）
朝の体温（℃）							
朝の体重 (kg)							
朝の血圧（mmHg）	／	／	／	／	／	／	／
心拍数（拍 / 分）							
SpO$_2$（%）							
咳							
痰							
呼吸数							
朝の体操							
寝る前の体操							
寝る前の血圧（mmHg）	／	／	／	／	／	／	／
心拍数（拍 / 分）							
SpO$_2$（%）							
1 日の歩数（歩）							
運動消費カロリー（kcal）							
総消費カロリー（kcal）							
運動の内容							
今日のひとこと （体調，行動など）							

作業強度の分類

メッツ（METs）表

METs	身の回りの行動	趣味	運動	仕事
1〜2	食事，洗面，裁縫，編み物，自動車の運転	ラジオ，テレビ，読書，トランプ，囲碁，将棋	かなりゆっくりとした歩行（1.6km/hr）	事務仕事
2〜3	乗り物に立って乗る，調理，小物の洗濯，床拭き（モップで）	ボウリング，盆栽の手入れ，ゴルフ（電気カート使用）	ゆっくりとした平地歩行（3.2km/hr）（2階までゆっくり昇る）	守衛・管理人 楽器の演奏
3〜4	シャワー，10kgの荷物を背負って歩く，炊事一般，布団を敷く，窓ふき，膝をついての床拭き	ラジオ体操, 釣り，バドミントン（非競技），ゴルフ（バッグを持たずに）	少し速い歩行（4.8km/hr）（2階まで昇る）	機械の組立て 溶接作業 トラックの運転 タクシーの運転
4〜5	10kgの荷物を抱えて歩く，軽い草むしり，立膝での床拭き，夫婦生活，入浴	陶芸，ダンス，卓球，テニス，キャッチボール，ゴルフ（セルフ）	速歩き（5.6km/hr）	ペンキ工 石工職 壁紙貼り 軽い大工仕事
5〜6	10kgの荷物を片手に下げて歩く，シャベル使い(軽い土)	渓流釣り，アイススケート	すごく速く歩く（6.5km/hr）	大工 農作業
6〜7	シャベルで掘る，雪かき	フォークダンス，スキーツアー（4km/hr）		
7〜8		水泳，登山，スキー，スポーツクラブのエアロビダンス	ジョギング（8.0km/hr）	
8〜	階段を連続して10階以上昇る	なわとび，各種スポーツ競技		

JCOPY 498-06732

索引

イラストでわかる

患者さんのための呼吸リハビリ入門©

発　行　2021 年 2 月 25 日　1 版 1 刷

編著者　　　上月正博

発行者　　株式会社　**中外医学社**

　　　　　代表取締役　**青木　滋**

　　　　　〒 162-0805　東京都新宿区矢来町 62

　　　　　電　話　　(03) 3268-2701 (代)

　　　　　振替口座　　00190-1-98814 番

　　　　組版 / 株式会社 月・姫

印刷・製本 / 横山印刷 (株)　　　　＜ HI・YT ＞

ISBN978-4-498-06732-5　　　　Printed in Japan